U0316151

健康中国

1949—2019

中国人口宣传教育中心 编

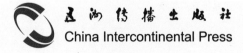

五洲传播出版社
China Intercontinental Press

图书在版编目（CIP）数据

健康中国：1949-2019 / 中国人口宣传教育中心编
. -- 北京：五洲传播出版社，2019.8
ISBN 978-7-5085-3929-4

Ⅰ.①健… Ⅱ.①中… Ⅲ.①医疗保健事业 - 概况 -
中国 - 1949-2019 Ⅳ.①R199.2

中国版本图书馆 CIP 数据核字 (2019) 第 172339 号

健康中国：1949-2019

作　　者：中国人口宣传教育中心
出 版 人：荆孝敏
责任编辑：姜　珊
助理编辑：刘婷婷
书籍设计：雷党兴
出版发行：五洲传播出版社
地　　址：北京市海淀区北三环中路 31 号生产力大楼 B 座 6 层
邮　　编：100088
电　　话：010-82005927，82007837
网　　址：www.cicc.org.cn, http://www.thatsbooks.com/
印　　刷：北京中石油彩色印刷有限责任公司
开　　本：710×1000　1/16
印　　张：24.5
字　　数：220 千字
版　　次：2019 年 8 月第 1 版第 1 次印刷
定　　价：128.00 元

购书咨询：（010）82007837 电子邮箱：liuyang@cicc.org.cn
如有印刷、装订质量问题，请与出版社联系
联系电话：（010）82005927 电子邮箱：taoyuzheng@cicc.org.cn
制售盗版必究 举报查实奖励

序言：为了人民的健康幸福

170多年前，一记沉重的历史警钟打破了天朝迷梦，也开启了一个民族自强不息、告别"东亚病夫"的艰难历程。70年前，在中国共产党的领导下，古老中国在经历了百年磨难之后，重新焕发了生机，中国人走上了人人享有初级卫生保健的健康之路。40多年前，中国开启了改革开放和社会主义现代化的伟大征程。今天，中国已建立起一个全世界规模最大、覆盖近14亿中国人的全民基本医疗保障网，正在努力使人人都能享有安全、有效、方便、价廉的基本医疗卫生服务。

党的十八大以来，以习近平同志为核心的党中央开启了健康中国建设新征程，统筹谋划、全面推进深化医药卫生体制改革，分级诊疗、现代医院管理、全民医保、药品供应保障、综合监管等五项制度逐步完善，中国特色基本医疗卫生制度框架初步搭建，个人卫生支出占卫生总费用比重降至新世纪以来最低水平，居民健康水平总体上已处于中高收入国家水平，医疗卫生服务的可及性、质量、效率和满意度持续提高。近年共制定中央层面卫生健康政策文件近60个，各部门出台配套文件260多个。2016年10月发布的《"健康中国2030"规划纲要》提出了健康中国建设的目标和任务，2019年7月出台的《健康中国行动（2019-2030）》描绘了实施健康中国战略的路线图和施工图。

习近平总书记指出，要把以治病为中心转变为以人民健康为中心，努力全方位、全周期保障人民健康。中国未来将进一步落实大卫生、大健康理念和预防为主方针，加强政策统筹和部门协同，推动健康中国行动不断取得新成效，不断提升人民群众的健康获得感、幸福感和生活质量。中国政府把健康扶贫和防治措施结合起来，在全面建成小康社会的征程中，不让任何一个群众因健康问题而掉队。

病人之病，忧人之忧；每有患急，先人后己。中国始终不忘为全人类享有健康贡献自己的智慧和力量。早在1963年，应阿尔及利亚政府邀请，中国向阿派出首支援外医疗队，从此开启了中国援外医疗队的历史。截至2018年7月，中国先后向非洲、亚洲、欧洲、美洲、大洋洲的71个国家累计派遣援外医疗队员约2.6万人次，诊治患者约2.8亿人次，同时向当地医务人员传授医疗技术，为受援国培养卫生人才，留下了一支"不走的医疗队"。2014年，埃博拉出血热疫情在西非暴发流行，面对这场严峻的全球公共卫生安全危机，中国政府审时度势，迅速做出决策部署，加强国内防控和援非抗疫两条战线的应对工作。连续四轮向西非提供价值约7.5亿元人民币的紧急人道主义援助，开展前所未有的最大规模的卫生援外行动。经过坚持不懈的艰苦努力，全面实现了国内"严防控、零输入"和援非"打胜仗、零感染"的既定目标，切实维护了人民群众的生命健康，赢得了国际社会的一致赞誉。

在过去的半个多世纪里，一批又一批中国医疗队队员肩负祖国的重托，告别亲人远赴他乡，勇敢面对疫病痼疾、战争动乱，克服艰难困苦，坚守工作岗位，以精湛的技术，忘我工作，救死扶伤，用生命谱写了一曲崇高的生命礼赞，为构建人类命运共同体，促进人类健康和世界和平作出了不朽贡献。

人民对美好生活的向往，就是我们的奋斗目标。国家卫生健康委员会主任马晓伟指出：必须坚持以人民为中心的发展思想，把不断增进人民群众健康获得感作为深化医改、推进健康中国建设一以贯之的出发点、落脚点和根本价值取向，把人民健

3

康放在优先发展的战略地位，努力实现全方位、全周期保障人民健康。

"雄关漫道真如铁，而今迈步从头越。"新时代，新征程，新作为，亿万中国人民坚持以习近平新时代中国特色社会主义思想为指导，坚定不移地沿着中国特色社会主义道路奋力前行，不忘初心，牢记使命，抖擞精神再出发，中华民族伟大复兴的健康中国梦必将实现！

本书编委会

2019年8月

目 录

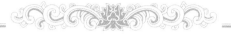

上　篇

中国卫生健康事业的历史成就

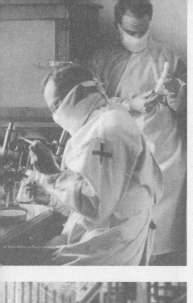

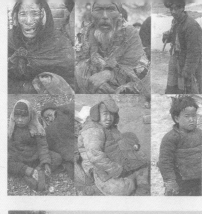

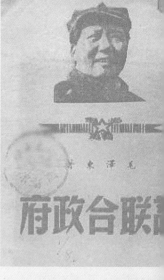

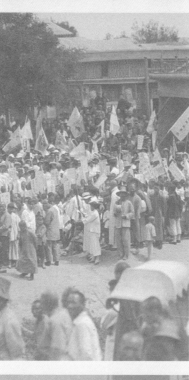

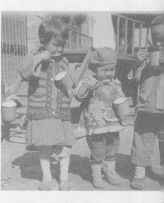

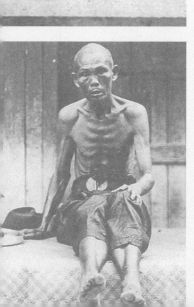

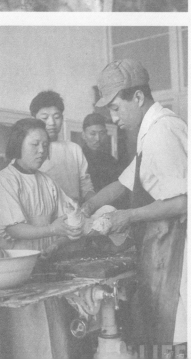

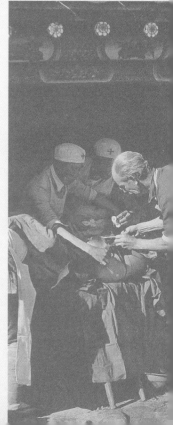

一、问道图强

1896年10月17日，在上海发行的一份英文报纸《字林西报》上，英国人撰写的文章中有一段描述中国人的文字："夫中国——东方病夫也，其麻木不仁久矣。"在外国人眼中，清末的中国人吸食鸦片，身体孱弱，近乎人们所说的"鸦片烟鬼"，"东亚病夫"就此成为外国人对中国人的贬称。此时的中国内忧外患，面临亡国灭种的危机，战争、瘟疫、饥荒不时降临到这个满目疮痍的国家。

改良派思想家严复在天津《直报》上写道："今之中国，非犹是病夫也。""中国者，固病夫也。"严复一针见血地指出，真正生病的是这个积贫积弱的国家。

从此，为了使中国彻底摆脱屈辱、落后，多少志士仁人舍生取义，上下求索，无数英雄豪杰前仆后继，奋起抗争，古老中华民族踏上了一条充满悲壮、艰辛而又浩气长存的复兴之路。

广州，近代中国最早深度接触西方世界的城市。2015年，这座城市里的一家医院迎来了自己180岁的生日。这就是中国第一家西医医院——中山大学孙逸仙纪念医院。1835年，美国传教士伯驾在广州创办了一

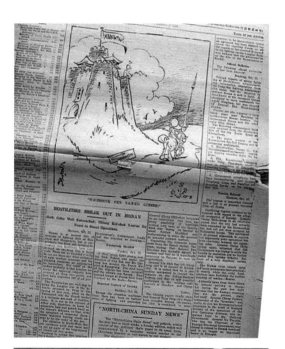

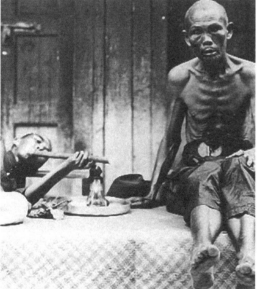

《字林西报》在英国人撰写的文章中有一段描述中国人的文字：「天中国——东方病夫也，其麻木不仁久矣⋯⋯」

在外国人眼中，清末的中国人吸食鸦片，身体孱弱，近乎人们所说的「鸦片烟鬼」，「东亚病夫」就此成为外国人对中国人的蔑称。

所眼科医院，这就是今天中山大学孙逸仙纪念医院的前身。和后来很多外国传教士一样，伯驾在中国创办医院的目的，是通过行医传播宗教。

刊登于1840年4月《中国报》的这段文字，是目前中国现存最早的西医病历，记载着一位疝气病人的病情，这张病历卡是由伯驾亲笔记录的："从医学上看，这个病案没有值得可以引起兴趣的地方，事实上，这位病人我也从来没有见到过……"

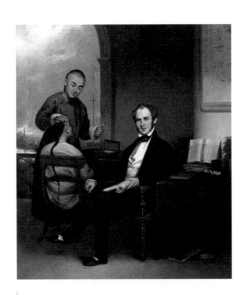

美国传教士伯驾

伯驾为何会详细记录这个并不特殊的病例呢？因为，这个他从未见过的病人，就是前来广州查禁鸦片的钦差大臣林则徐。

【北京大学医学人文研究院教授 王一方】

伯驾是一个美国医生，林则徐是钦差大臣，是一个一品大员，所以他（林则徐）在当时的情况下，碍于天朝礼仪，只能通过向南海知事这样下级的官僚，或者要求（广东）十三行的买办，去跟伯驾接触。他身上又有疝气，非常痛苦。所以他面临一个矛盾，怎么来维护天朝礼仪和西方医学解决自己问题的实用性之间的矛盾。所以这也是西方医学传到中国以后，在很长一段时间埋伏的一个所谓的文化冲突。

得到有效治疗的林则徐，当众称赞了伯驾和他的医院，伯驾获得了认可，并被林则徐聘为国际法和医疗顾问。

然而，伯驾的身份并没有阻止他的医院毁于鸦片战争的命运。现代医学刚刚进入中国，它的发展就与政治和战火紧密地联系在了一起。

后来，这所重建起来的医院更名为博济医院，并创办了博济医学堂，这是中国最早的西医学府。

此时的世界，伴随着资本主义的对外扩张，已经被连接在了一起。随着西方殖民主义势力扩张到中国，3000年未遇之大变局到来了，中华民族危机深重的百年历史由此拉开大幕。

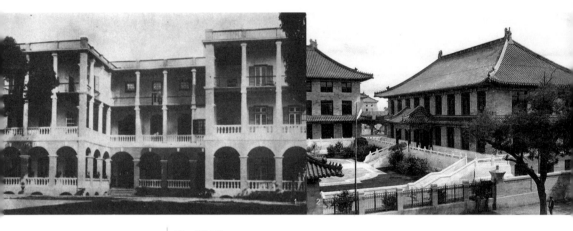

图1：博济医院
图2：教会医院

　　1860年以后，外国人开办的诊所和医院进入沿海、沿江和广大的中国内地。据统计，到1889年就有61所。1900年以后的头20年，外国教会或团体医学事业迅猛发展，外国传教士、慈善团体、各类基金会在北京、上海、汉口、长沙等大中城市建立了多家医学院校。

【北京大学医学人文研究所医学人文系主任、教授 甄橙】

　　他们（外国传教士）一方面办一些小诊所，也建了一些医院，然后为了满足这个诊所和医院的工作需要，也开始培养中国的学生，慢慢地，这种教会的医学院、医学校在中国就多了起来，但是我们还是应该看到，这些最初来华的传教士医生，他们最根本的动机还是传播基督教思想。

　　1886年的一天，时任博济医院院长的美国传教士嘉约翰在广州街头偶遇了一位年轻人。这位英语流利的年轻人给他留下了深刻的印象，很快应邀进入博济医学堂学习。这位年轻人，就是年仅20岁的孙中山。

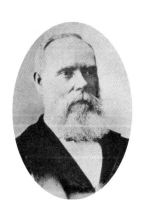

美国传教士嘉约翰

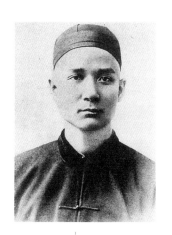

孙中山

一年之后，孙中山转入香港西医书院学习。5年后，孙中山以香港西医书院第一名的优异成绩毕业。

　　毕业后的孙中山先后在澳门和广州行医，开办医院和诊所。不论在哪里，孙中山每天上午都为平民百姓举办义诊。高明的医术和高尚的医德，使孙中山在很短的时间里声名鹊起。

孙中山行医之处

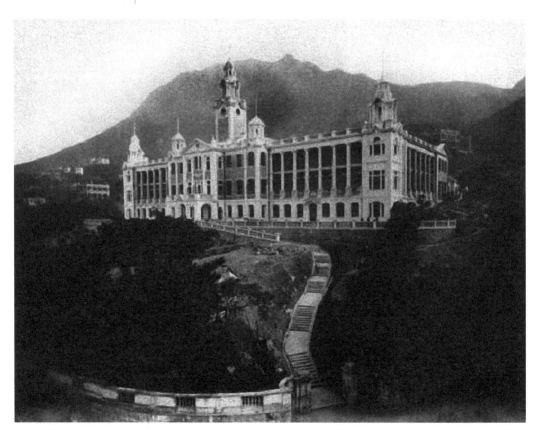

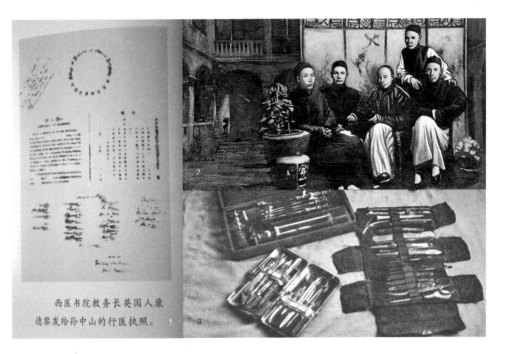

西医书院教务长英国人康德黎发给孙中山的行医执照。

图1：孙中山行医执照

图2：油画《行医时的孙中山》

图3：孙中山用的医疗器械

【北京大学医学人文研究所医学人文系主任、教授 **甄橙**】

在行医的过程中，他（孙中山）发现仅仅依靠医生的个人力量，达到行医济世这样一个目标是非常有限的，所以他的思想也从"医人"向"医国"这个方向发生了转变，用孙中山先生的话来说，就是"以学堂为鼓吹之地，借医术为入世之媒"。

"借医术为入世之媒"，正是在行医过程中，孙中山焕发了对国家和民族前途的忧思。1894年6月，孙中山上书李鸿章，提出了改革变法的建议，然而他的上书犹如石沉大海。最后一次呼喊的失败，使孙中山最终和这个体制分道扬镳。

这年年底，孙中山在美国檀香山创建了第一个革命组织——兴中会，并提出了响亮的奋斗目标——"振兴中华"。

正如古人所说："上医医国，其次疾人，固医官也。"意思是说，与治疗人体病痛的医生相比，能够医治国家弊病的医生才是最高明的医生。

历史充分表明，没有国家独立与民族解放，人民的健康几乎无从谈起。然而，历史也不会忘记那些在苦难时代为人民健康卫生事业做出卓越努力的时代先驱们。

1894年，孙中山在美国檀香山创建兴中会

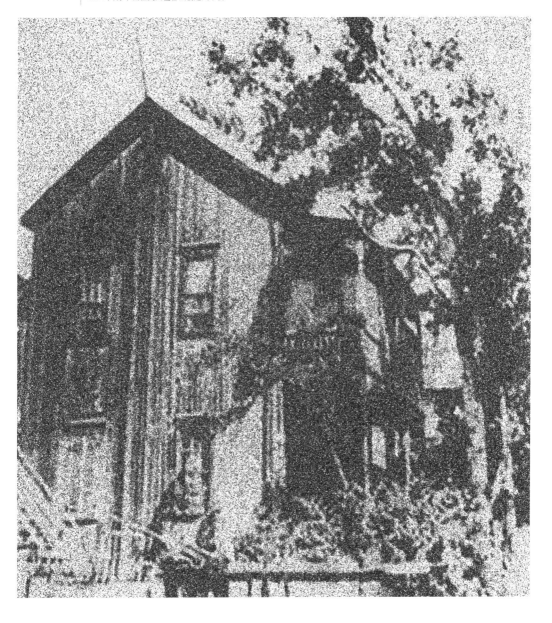

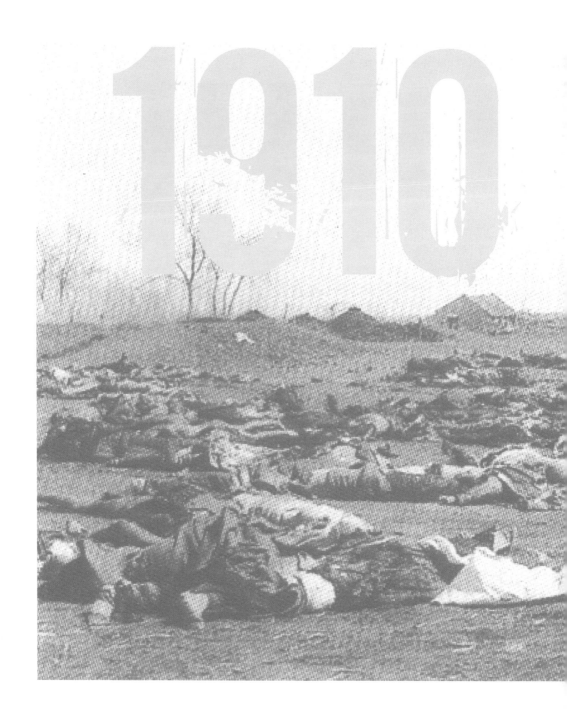

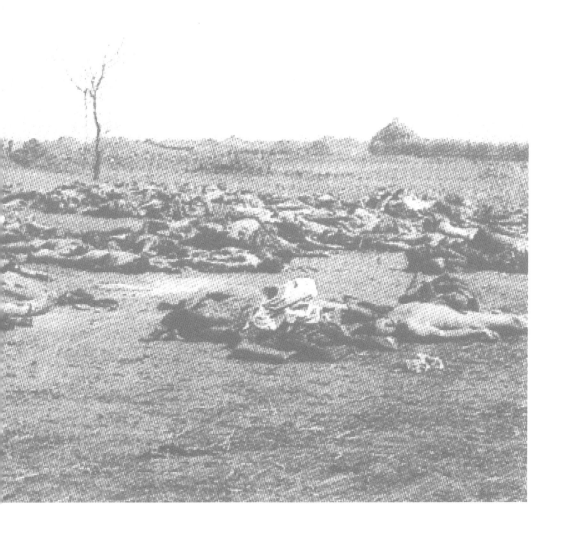

在哈尔滨市道外区保障街有一处并不起眼的巴洛克风格的二层砖红色楼房。今天，已经没有多少人知道伍连德这个名字和发生在一个世纪前的那场东北三省大鼠疫了。

在晚清的历史上，几乎每年都有瘟疫和灾荒发生，这是一部弥漫着死亡和绝望的编年史。

1910年10月，清王朝最后一个冬季异常寒冷。就在这个冬天，中国东北6万条生命被一场突如其来的鼠疫吞噬了。

疫情沿铁路一路南下，从东北到河北、山东，每天的死亡人数成倍增长。正如当时东三省总督锡良形容的那样，疫情"如水泻地，似火燎原"。

大厦将倾的清政府，完全没有能力应对那场特大瘟疫。危急时刻，剑桥大学医学博士、天津陆军军医学堂协办伍连德冒着生命危险赶赴疫区调查，很快他有了让世界为之震动的发现。

仅仅一个月后，哈尔滨死亡人数下降为零。抗击鼠疫的斗争历时7个月取得成功。伍连德迅速成为世界知名人物。

图1：哈尔滨疫情时期的卫生官员，1921
图2：伍连德在露天场地做疫病实验，1921
图3：傅家甸防疫所大门，1911
图4：伍连德和同事在哈尔滨疫病实验室，1921

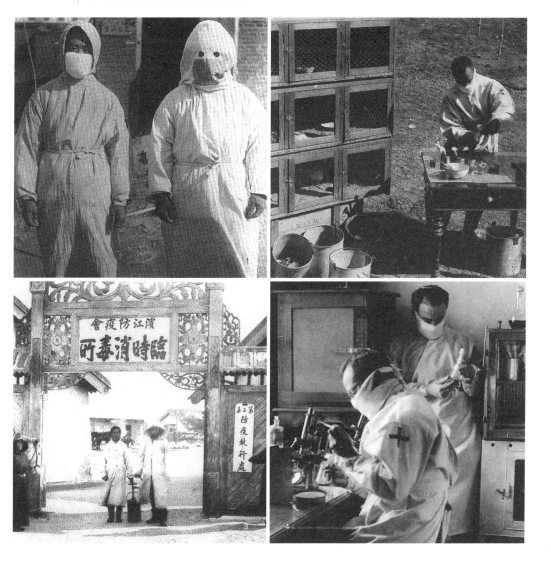

【哈尔滨医科大学校长、中国工程院院士 **杨宝峰**】

他（伍连德）知道是传染病，但什么传染病（他）不知道，所以他依靠聪明才智，解剖了一例日本女尸，发现这是鼠疫，而且是肺鼠疫，肺鼠疫那就是呼吸传染，是飞沫传染，怎么办？戴口罩、隔离、焚烧尸体、深埋，用这四个办法，很快就把震惊中外的鼠疫大流行控制住了。

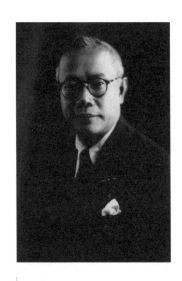

伍连德

这场抗击鼠疫的斗争结束半年之后，辛亥革命爆发，清政府成为历史。1912年新成立的中华民国政府在内务部设立了全国最高卫生行政领导机关——卫生司，后改为警保司卫生科，1916年，北洋政府恢复为卫生司。

北洋政府成立
中华民国成立

北洋政府成立

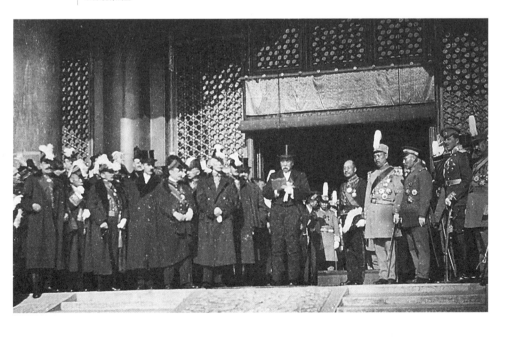

北洋政府成立

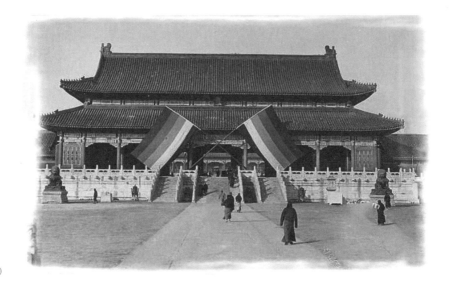

│ 中华民国成立

│ 中华民国临时大总统孙文（孙中山）签署的内务总理委任状

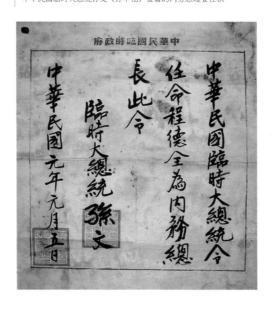

1918年，伍连德担任北洋政府中央防疫处处长，曾经带领医务人员成功扑灭了多场鼠疫、霍乱疫情，并在东北、北京等地主持兴办检疫所、医院、研究所和医学专门医院。

【哈尔滨医科大学校长、中国工程院院士 **杨宝峰**】

他（伍连德）创建了中国第一本医学杂志——《中华医学杂志》，也创建了中华医学会，中国的海关检疫是在他的倡导下，从洋人手里收了回来，长了中国人的骨气，北京人民医院是他创建的，哈尔滨医科大学也是他创建的。

人民医院批件

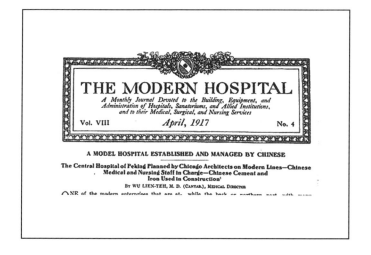

Dr Wu devoted his efforts unceasingly for four years to build the Peking Central Hospital. It was to be a model civil hospital of China. This hospital was completed in 1918. *The Modern Hospital*, published in Chicago, USA, in its monthly issue of April 1917, described the Peking Central Hospital thus: *"One of the modern enterprises attracting wide attention in the new Republic of China is the Central Hospital of Peking, which is to be financed and controlled entirely by Chinese... the establishment of this model hospital is a reminder to America that her sister republic is forging ahead..."*

127 Dr Wu in 1918, at the time the Peking Central Hospital was opened.

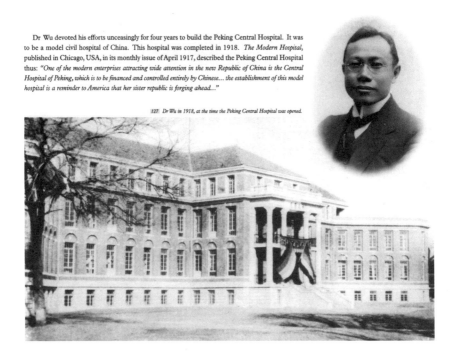

北京中央医院，是最早的由中国人建造的现代医院之一，1918年运营

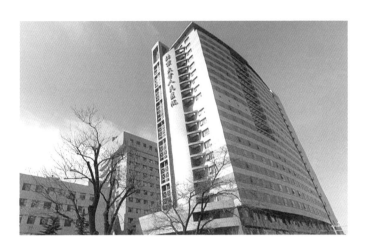

图1：北京大学人民医院

图2：哈尔滨医科大学

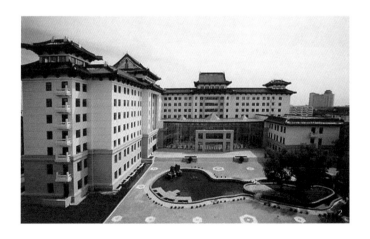

然而，在那个军阀割据、国家分裂的年代，伍连德不可能凭一己之力改变医疗卫生事业的落后状况。

　　20世纪20年代末，一场灾荒席卷了中国北方。这场旱灾和瘟疫一直延续到1930年，超过1000万人失去生命。仅甘肃省就有近240万灾民死亡，其中60万人死于瘟疫，陕西省死于疫病和饥荒的高达300多万人。

饱受疫病和饥荒的人们

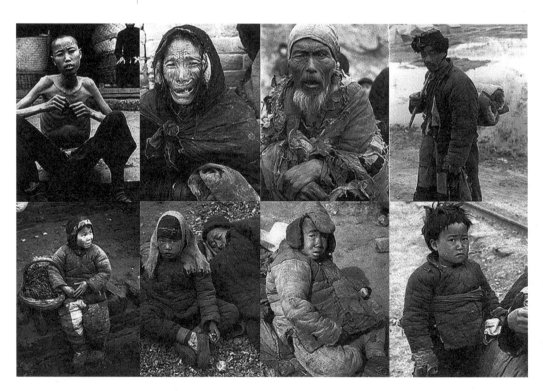

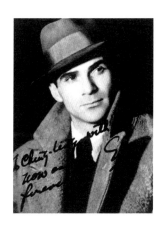

美国记者埃德加·斯诺

025

　　在内蒙古考察灾情的美国记者埃德加·斯诺发现，在农村成千上万的男女老幼因灾荒死去，但在灾区的城市里，仍有许多有钱人囤积居奇，利用灾荒大发横财。

　　生灵涂炭和社会不公的残酷现实，让斯诺意识到，没有一场彻底的、翻天覆地的社会革命，无论是中国医疗卫生事业的发展，还是让中国摆脱瘟疫和饥荒的威胁，都看不到一点希望。

　　然而，如何改造社会并没有一条清晰的道路，人们在争论中进行着不同的尝试。

　　就在中国北方灾疫肆虐之际，河北省定县的乡间活跃着一群留洋回国的知识分子。此时的定县乡村出现了许多新鲜事，儿童进入学校，村里第一次有了卫生所，

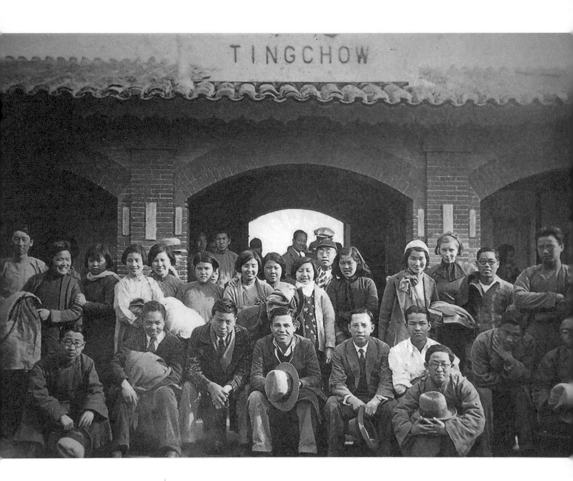

乡村建设运动

贫苦农民看病可以不收挂号费；成立了合作社，推广优良棉花种子；成年人也有了各种各样的学习班。

在当时，这些活动被称为乡村建设运动，备受国人关注。它的领导者是知名知识分子晏阳初和梁漱溟。

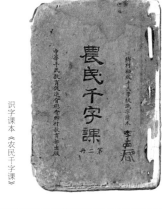

识字课本《农民千字课》

图1：除文盲 作新民

图2：业余时间练武

图3：在翟城开展卫生教育

图4：翟城农村妇女卫生班

图5：在翟城开展卫生教育

图6：带有新卫生用具的各村卫生员

除文盲 作新民

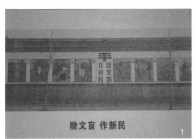

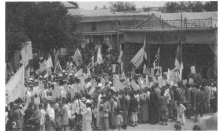

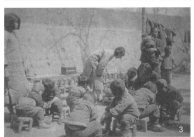

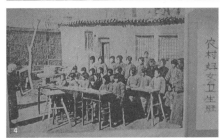

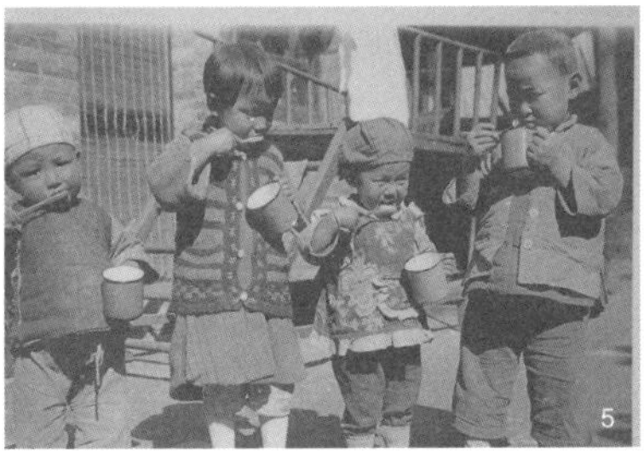

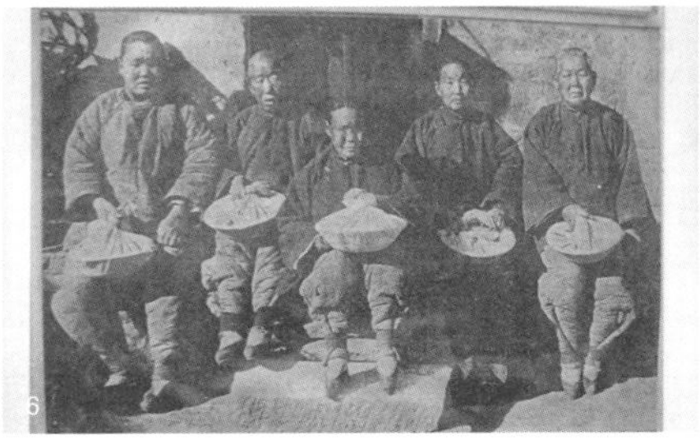

【中国社会科学院近代史研究所研究员 **徐秀丽**】

他们还在定县建立了一个三级的健康保健网，在县级设了保健院，在区一级设了保健所，在村一级设了保健员，这个保健员他有一个药箱，药箱里边有十几种常用的药品，他可以对病人进行一些基本的医疗处治，有点类似于后来的"赤脚医生"。

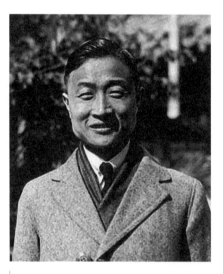

晏阳初

晏阳初和梁漱溟等知识精英发动的乡村建设运动，在保障当地民众的健康方面做了许多有益的工作，然而在当时的社会条件下，这些运动起到的更多是实验研究作用，根本无力加以推广。

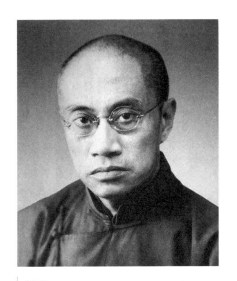

梁漱溟

1927年，国民党政府在南京设立内政部卫生司，掌握全国卫生行政事务，后改为卫生署。到1937年抗日战争全面爆发前，除了外国教会医院和一些社会团体开设的私立医院以外，省立医疗所有52所，市立的有82所。农村卫生虽有开端，但星星点点不成体系。

【北京大学医学人文研究院教授 **王一方**】

这个十年其实对中国的卫生发展还是有一定的推动作用的，它完成了中国卫生管理的建制化，但是他们这些主攻（卫生署）的人大部分都是海归，都是海外回来的学子，他们对中国的国情不是特别了解，另外就是他们可动员的资源也非常少，他们的服务对象包括能够惠及的，都是城市的一些有产阶级，对于普罗大众其实是不受惠的。

原国民政府卫生部旧址

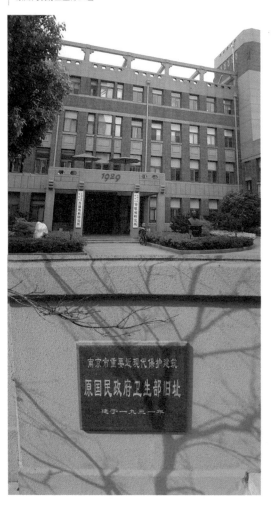

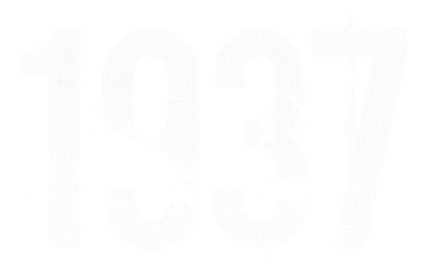

1937年8月，淞沪会战，被日军炮火击中后燃烧的民宅

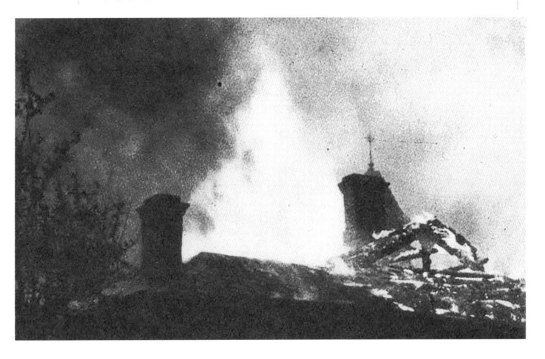

1937年8月，淞沪会战爆发，伍连德在上海的寓所被日军炸毁。他被迫离开中国，回到出生地马来西亚开业行医。从此，伍连德逐渐淡出了中国人的视野，他的名字和业绩被逐渐掩埋在历史的尘埃之中。

战争就这样改变着人们的命运。这些医学泰斗和知识精英的努力，不可能改变绝大多数中国人的健康状况，也没能消灭在中国大地上肆虐的各种瘟疫。

【中国医师协会会长 **张雁灵**】

人们经过长期的苦苦的探索之后，慢慢地悟出了一个道理，仅靠医疗医学救国是不能成功的，靠科学和文化救国也是不能成功的，它必须在民族的独立、民族的解放，在这样一个基础上，要有一个党，伟大的党来领导他们，然后要有一个人民当家做主的制度的建立，才能够解决这些问题。

20世纪20-30年代，在中国南方的广大农村，中国共产党人发动广大农民群众开展了轰轰烈烈的土地革命。福建长汀一个教会医院的院长，将自己的医院整体迁往苏区中央政府所在地瑞金，正式创立了中央红军医院，这是中国共产党历史上第一个正规的医院。

这位教会医院的院长，就是后来曾任新中国卫生部

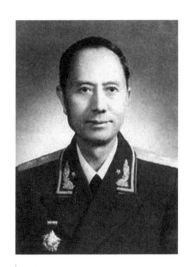

傅连璋

副部长的开国中将傅连璋。他放弃了每月400大洋的优厚待遇，毅然决然地参加了红军。

在根据地遭遇严密封锁，医疗器械和药品奇缺的那个年代，中国共产党领导的人民卫生事业迈出了艰辛的第一步。

【江西省瑞金市委党史办公室原副主任 **刘良**】

中央苏区时期的医疗卫生机构主要有两条线索，一条是从部队，在中革军委（中华苏维埃共和国中央革命军事委员会）设立了总卫生部；第二条线索是在内务部设立了卫生管理局，在省县都设立了卫生部，到基层就有卫生科，还有很广大的公共医疗所，它就形成了一个苏区卫生管理的体系。

1933年11月，毛泽东在江西省长冈乡开展农村社会调查。他在调查报告中强调：疾病是苏区中一大仇敌，

兴国调查　才溪乡调查　长冈乡调查

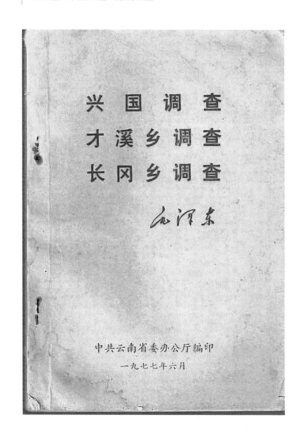

因为它减弱革命的力量……发动广大群众的卫生运动，减少疾病以至消灭疾病，是每个乡苏维埃的责任。

1934年3月，在中央苏区成立了中央防疫委员会，先后颁布了有关传染病的预防条例，开展了以预防疾病为目的的群众性卫生运动。

在人民卫生事业诞生初期，就打下了立足实际、发动群众、依靠群众、服务群众的鲜明印记。

红军长征到达陕北后，党中央十分重视医疗卫生工作，并将其列为党的工作的重要组成部分，大力进行医疗卫生机构的建设和医疗人员的培养。

1939年4月，在延安边上的李家湾成立了延安中央医院，吸收了一批从内地投奔延安的医生，并自力更生培

中国医科大学旧址。它的前身是红军卫生学校，1940年9月9日，改称中国医科大学

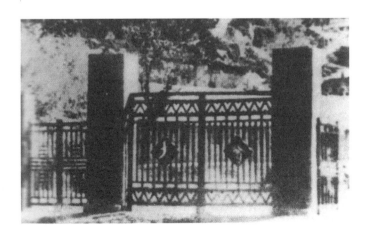

训医务人员。

1940年9月，在原中国工农红军卫生学校的基础上组建并更名为中国医科大学，中国医科大学培养了大批医疗卫生人员，有力地支援了抗日战争和解放战争。毛泽东为中国医科大学写下了"救死扶伤，实行革命的人道主义"的题词，这成为后来新中国卫生界恪守的医德准则，直到今天还深刻影响着我们。

1944年5月，毛泽东在延安大学开学典礼上说：要提倡卫生，要使边区1000多个乡，每个乡设立一个小医务所。

【中国医师协会会长 **张雁灵**】

当时在陕甘宁边区，中央就卫生工作已经在组织建设上，初步地建立了一个从中央到军队到地方的卫生体系。毛泽东和党中央首先提出了我们卫生工作的方针，要以预防为主。

在石家庄华北军区烈士陵园，有这样一方净土，它是医务工作者心中的圣地，前来瞻仰的人络绎不绝，这里长眠着加拿大著名胸外科专家诺尔曼·白求恩。

一般人对白求恩的了解仅限于他伟大的人道主义、

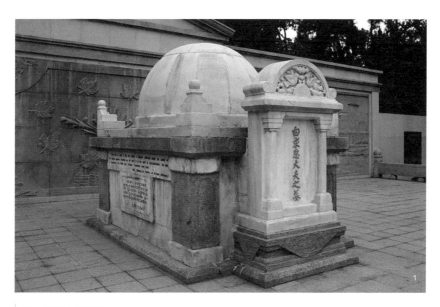

图1：白求恩大夫的墓地
图2：油画《毛主席在延安窑洞里会见白求恩大夫》

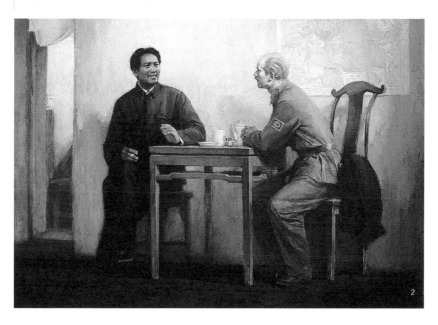

国际主义精神，殊不知他还热心于建立全民医疗保障制度，他一直追求的理想和目标是让所有的人都能看得起病。早在家乡行医时，他就向加拿大联邦政府提交提案，倡议政府承担民众的医疗费用，使社会更稳定。然而，白求恩的努力，在当时却被看成一个荒唐的笑话，没有任何结果。

1938年3月，冒着日军的炮火，白求恩来到了延安。延安给白求恩留下了良好的印象，他在日记中这样写道：在这里，在古老的建筑当中，街道是清洁的，街上一片蓬勃的气象……医院设备虽然简陋，但这儿的政府却已经实行了人人免费的医疗制度！

几个月后，白求恩带着一批药品和器械来到晋察冀边区。在他和边区军民的共同努力下，根据地第一所比较正规的医院——晋察冀边区模范医院建设完工。

在艰苦的战争环境下，白求恩做了许多探索和革新。他发明了一种叫"毕普"的药膏，能控制感染，避免伤口恶化。

白求恩发明的医药器械箱，一头驴子就能驮着走，里面能装100次手术、换500次药和配制500个处方所用的全部医疗器械和药品。边区军民形象地称它为"卢沟桥"。

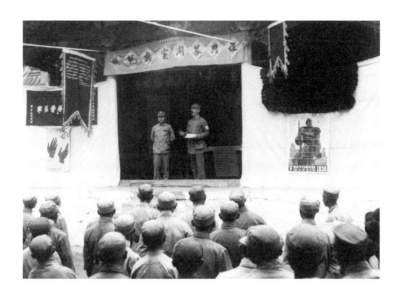

1938年9月15日，白求恩在山西省五台县松岩口村创办了"模范医院"，图为白求恩在落成典礼上讲话

白求恩大夫和木匠、铁匠一起制作医疗器械

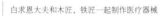

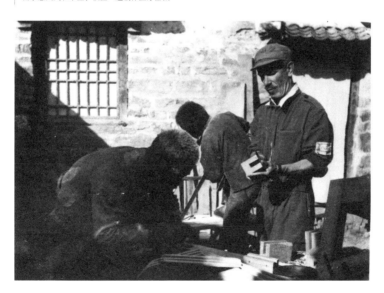

【中国白求恩精神研究会常务副会长兼秘书长

栗龙池】

白求恩大夫在中国待了不足两年时间，但是他的这种高贵品质给中国人民留下了深刻的印象，一直融入中华民族的血脉中，成为中华民族伟大精神的一个组成部分。

这张名为《白求恩大夫》的纪实摄影作品，是著名摄影家吴印咸在1939年10月拍摄的，它记录的这个瞬间曾经感动了无数中国人。

照片中白求恩的手术台，距离火线只有四公里。今天，这张冒着炮火拍摄的照片已经成为记录中国抗日战争的经典之作。

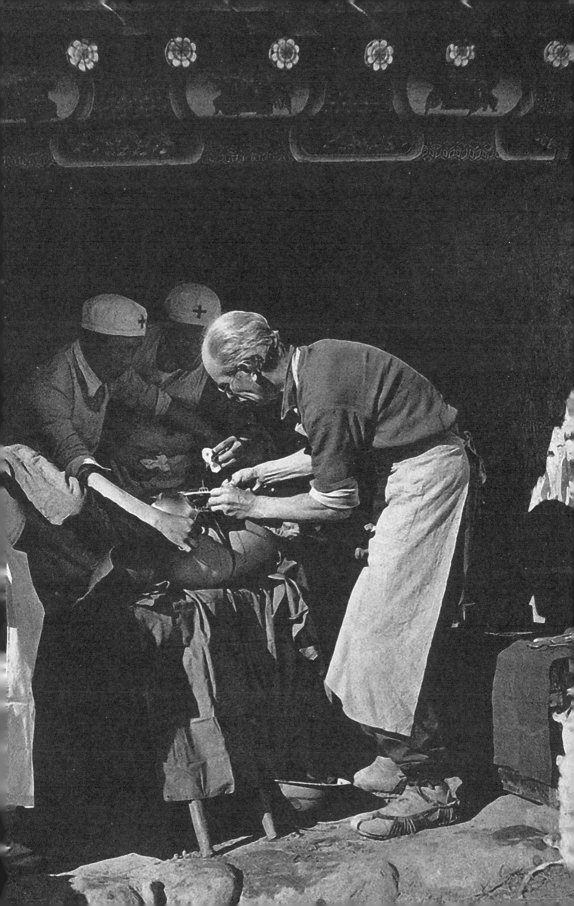

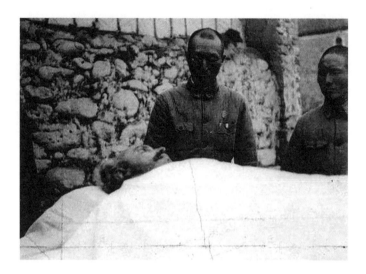

1939年11月12日，白求恩大夫病逝于河北省唐县黄石口村

白求恩大夫追悼大会

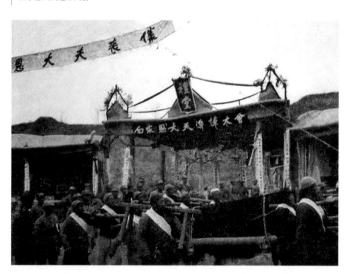

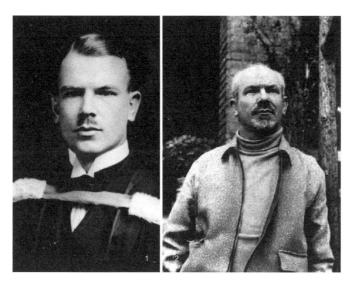

图1：1916年12月，白求恩在加拿大多伦多大学医学院的毕业照
图2：白求恩

在历史的长河中，总有一种精神颠扑不破，总有一种气质历久弥新。70多年来，白求恩精神一直鼓舞和激励着一代代医疗卫生工作者，成为新中国卫生界医德医风建设的核心内容之一。

不仅如此，早在80年前白求恩对全民医疗保障制度近乎理想主义的憧憬与追求，直到今天仍具有重要价值和意义。白求恩生平介绍中赫然写道："诺尔曼·白求恩博士设计了西方世界第一个全民医疗服务体系。"

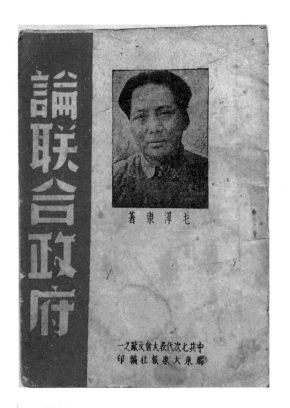

《论联合政府》

　　与白求恩追求的理想不谋而合的是，1945年，毛泽东在《论联合政府》一文中明确指出："所谓国民卫生，离开了三亿六千万农民，岂非大半成了空话……应当积极地预防和医治人民的疾病，推广人民的医药卫生事业。"这些思想为后来新中国逐步形成的预防为主和为广大人民群众服务的医疗卫生工作方针奠定了基石。

开国大典是所有中国人最为熟悉的历史画面。新中国的诞生从根本上改变了中华民族和中国人民的前途命运，为实现国家繁荣富强和人民共同富裕创造了前提，开辟了道路。

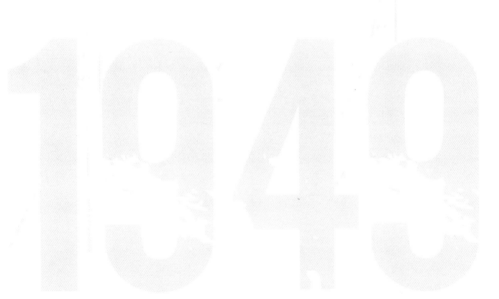

执掌新中国航船的中国共产党人，将带领亿万中国人，劈波斩浪，勇往直前，告别病魔和饥荒，迎接中国健康事业光明灿烂的未来！

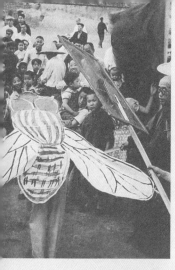

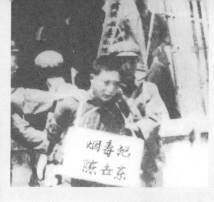

烟毒起
陈毒东

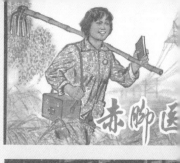

赤脚医

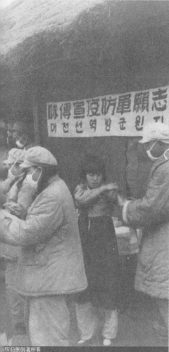

志愿军防疫宣传队
대전선역 방군원지

版权归原创者所有

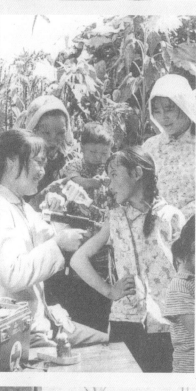

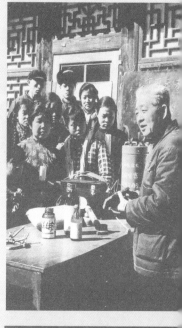

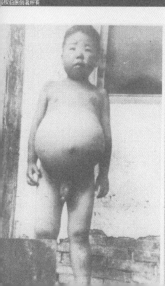

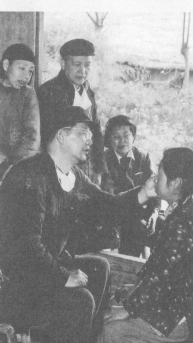

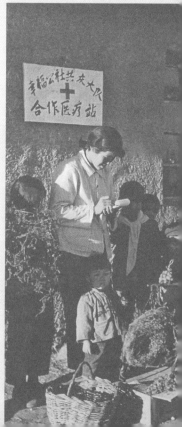

幸福公社共大代
合作医疗站

二、奠基沃土

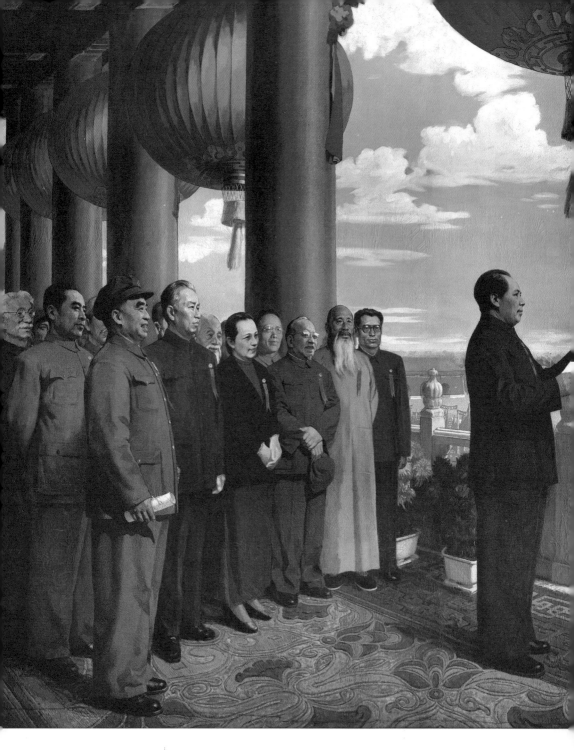

油画《开国大典》　董希文作

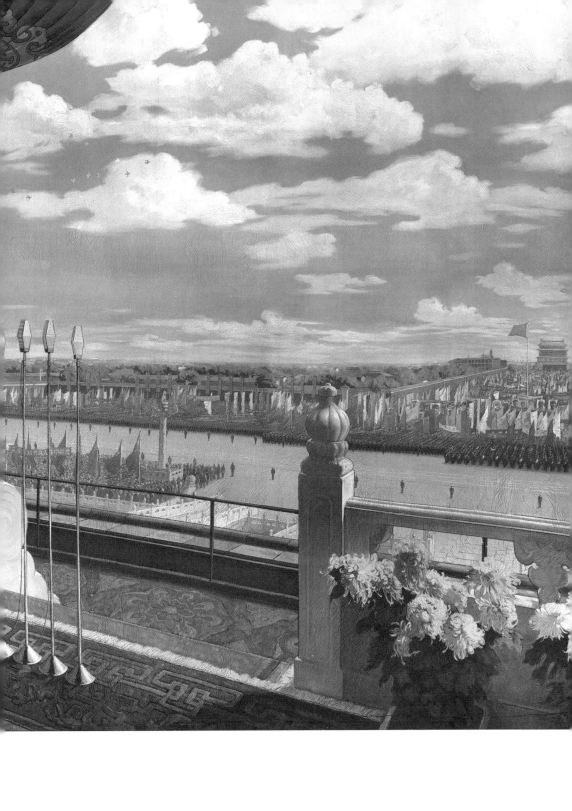

　　1949年9月21日，毛泽东在中国人民政治协商会议第一届全体会议上庄严宣告："占人类总数四分之一的中国人从此站立起来了。"

　　这标志着一个国家即将迎来自己的新生。

　　太阳升起在东方，以自己辉煌的光焰普照大地，迅速地荡涤反动政府留下来的污泥浊水，治好战争的创伤，建设起一个崭新的强盛的名副其实的中华人民共和国。

　　在中华人民共和国诞生的同时，中央人民政府就成立了卫生部。1949年10月19日，中央人民政府委员会召开第三次会议，任命著名民主人士李德全担任卫生部部长。

　　但是，建设一个新国家的路途却山高水长：1949年中华人民共和国成立前夕中国的人均期望寿命只有35岁，而新生婴儿的死亡率竟高达20%。鼠疫、霍乱、天花、白喉等数十种疫病在中国大地上横行。毛泽东曾用这样的诗句描写旧中国病魔肆虐的悲惨景象："千村薜荔人遗矢，万户萧疏鬼唱歌。"

　　面对旧社会留下的满目疮痍，新中国将如何消灭这些在中华大地上肆虐已久的疫病与灾难？

1949年10月的北京，人们还沉浸在中华人民共和国成立的喜庆氛围中。突然，在离北京不远的张家口地区爆发了鼠疫。一时间，京津地区人心惶惶，到处笼罩着一片紧张气氛。

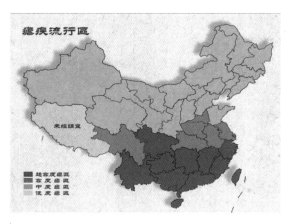

中华人民共和国成立前疟疾流行区图示

中华人民共和国成立前血吸虫病流行区图示

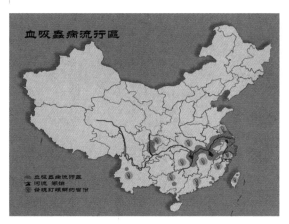

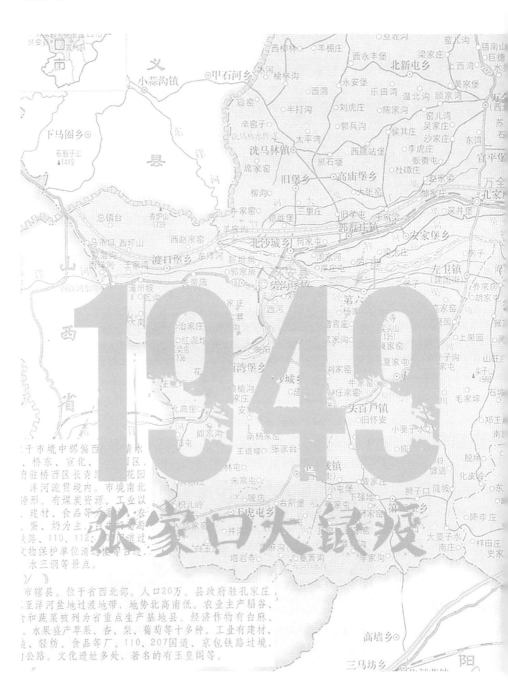

053

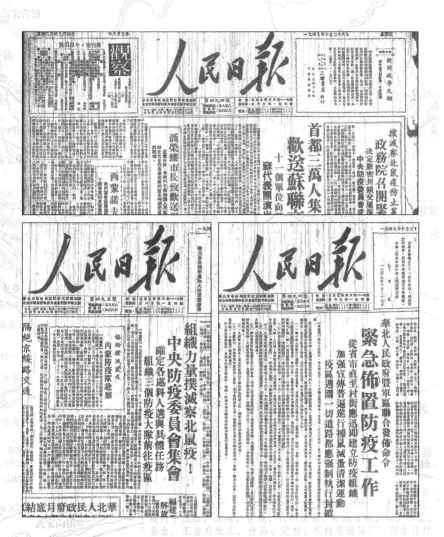

上图：1949年10月28日《人民日报》第I版
下左：1949年10月29日《人民日报》第I版
下右：1949年10月30日《人民日报》第I版

　　受这场鼠疫影响京绥铁路被迫封闭，粮食运营也随之中断。北方粮价很快开始上涨，并由此波及全国物价。新中国稳定物价和恢复国民经济的努力受到了严重影响。

　　面对这场突发公共卫生事件，新中国的领导人将如何应对呢？就在京绥铁路封闭的这一天，周恩来主持召开政务院紧急会议，迅速成立了中央防疫委员会，集中力量领导防疫工作。

　　第二天，正在指挥西南和中南解放战役的毛泽东亲自致电斯大林，请求苏联政府空运大批疫苗和血清，并派遣防疫队帮助进行鼠疫防治工作。

消灭鼠疫

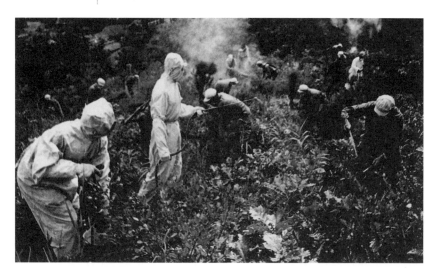

广泛地动员群众，成为抗击这场鼠疫最现实、最有效的办法。从中央到疫区的各级政府迅速行动起来，700多人的防疫队伍开赴疫区，进行疫苗注射、消毒、灭鼠等工作。一场让人谈之色变的鼠疫，还没有大面积蔓延就被扑灭。

【中国疾控中心传染病预防控制所研究员、中国工程院院士**徐建国**】

动员广大群众来参与，广泛地宣传防疫的知识，通过专业的指导，有效地阻止外来的可疑患者进入北京，通过灭鼠灭蚤，通过广泛接种疫苗，短短两个多月的努力，有效地预防了鼠疫进入北京，对新中国的政权稳定作出了很大的贡献。

这场鼠疫对外展示了新生政权强大的组织动员能力和群众路线的巨大力量，同时也暴露了新中国卫生防疫工作的薄弱。

1950年，经过大规模的调查和研究，卫生部首先开展了对结核病和天花的预防工作，从这一年起在全国免费接种卡介苗和牛痘，拉开了新中国向流行病宣战的序幕。

而制定正确的卫生工作方针，更是新中国卫生事业发展最为迫切的任务。

055

1950年8月7日，卫生部召开了第一届全国卫生会议，提出了新中国卫生工作急需解决的三个问题。

【北京大学中国卫生经济研究中心主任 **刘国恩**】

第一点是确定我们新的医疗卫生（体系）为谁服务的问题。第二点是如何通过比较有效的手段，比较简捷的方式，为这个基本的医疗服务，提供必要的支撑，那么预防为主就必然成为当时一个首选。第三点就是如何去整合社会各个方面的力量，包括公立的、私立的，中医、西医，诊所和医院之间的关系。

这次具有历史意义的会议确立了新中国卫生工作的三条方针，那就是面向工农兵、预防为主、团结中西医。

面向工农兵，意味着普通劳动者从此成为医疗体系最重要的服务对象。预防为主，意味着更多的人力、物力投入以防疫为主的公共卫生服务体系的建设，而不是医疗部门。

同时，会议还对全国卫生基层组织建设做了这样的顶层设计：城市每个街道和农村每个乡都要有一个医疗卫生机构，逐步建成一个面向农村的县、乡和农村三级医疗卫生网。

动员起来，讲究卫生，减少疾病，提高人民健康水平，粉碎敌人的细菌战争

毛泽东

1950年8月，第一届全国卫生会议在北京召开。为了配合抗美援朝战场的反细菌战斗争，毛泽东为大会题词："动员起来，讲究卫生，减少疾病，提高健康水平，粉碎敌人的细菌战争。"

根据毛泽东的号召，这次会议把"卫生工作与群众运动相结合"定为卫生工作方针之一，与"面向工农兵、预防为主、团结中西医"一起成为新中国卫生工作的四大方针。

【北京协和医学院公共卫生学院院长 刘远立】

建立了四个有力的平台，第一个是建立了以解决常见病、多发病为主的，发挥卫生员作用的初级卫生保健网。第二个是建立了一个针对控制传染病为主要目标，以卫生防疫站为骨干的卫生防疫网。第三个是建立了依托国家和集体经济的，低水平、广覆盖的医疗保障网。第四个是建立了一个动员群众的、由各级党政军领导挂帅的爱国卫生运动委员会，所以这四大方针，四个平台为新中国公共卫生领域的巨大成就奠定了非常重要的基础。

这是新中国构建医疗卫生体系的第一个蓝图。中央防疫委员会更名为中央爱国卫生运动委员会，周恩来总理出任第一任主任。一场全民参与的爱国卫生运动由此展开。

爱国
卫生
运动

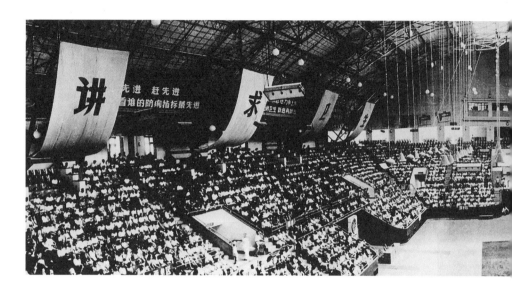

爱国卫生运动在全国轰轰烈烈地展开

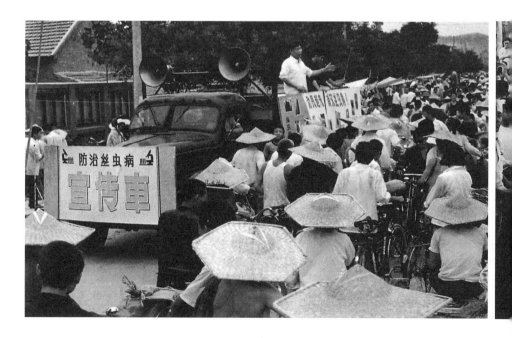

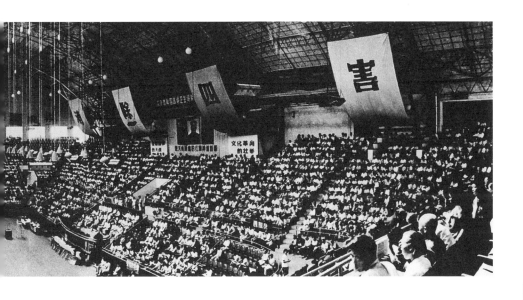

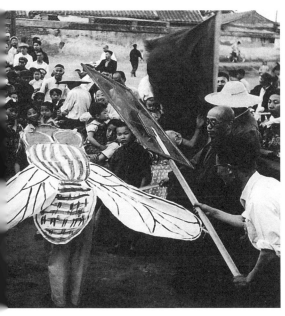

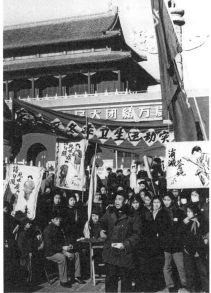

中华人民共和国成立之初的北京，垃圾污水遍地，就连故宫都堆满了垃圾。天桥附近有一个因为脏、乱、差而闻名的龙须沟，到了夏天，成了蚊虫滋生的地方。

　　1950年，北京开始了大规模的基础设施建设，龙须沟被填平，修建了下水道。人们的生活环境发生了变化，老百姓从这些变化中体会到了新社会的新意。

《中央人民政府政务院严禁鸦片烟毒的通令》原件

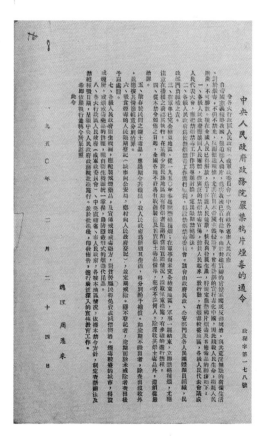

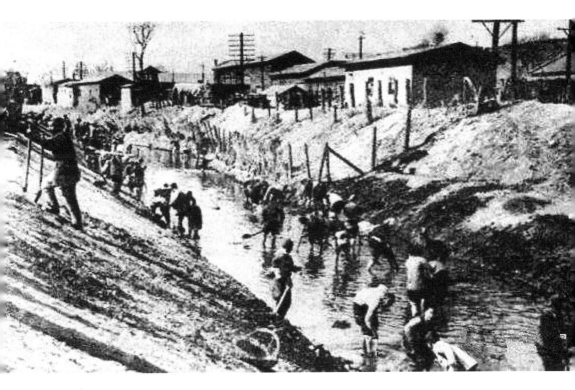

治理龙须沟

龙须沟以及北京城的变化，是政府组织群众治理生活环境，改变健康状况的一个缩影，是爱国卫生运动的力量。

1952年仅用了半年时间，全国就清除垃圾1500多万吨，疏通渠道28万千米，新建改建厕所490万个，填平了一大批污水坑塘，广大城乡的卫生面貌有了显著改善。

1950年年初，政务院下达《中央人民政府政务院严禁鸦片烟毒的通令》，一场群众性的禁毒运动在全国各地展开。仅仅三年，鸦片这种危害中华百年的毒品就从中国大地上消失了。

新的国家逐渐有了新的形象。中央人民政府副主席宋庆龄前往各地视察，感慨地说："一个经常遭受疾病

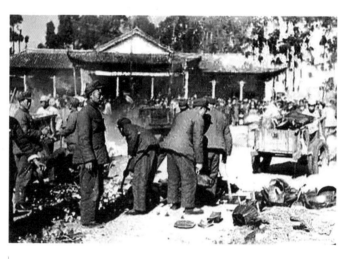

禁毒运动在全国各地展开

和饥荒摧残的国家，已经一去不复返了。谁也不能再用'东亚病夫'这样一个带有侮辱性的名词来谈论中国了。"

带来这个巨变的，是站起来的四亿五千万中国人，是一个面向全民、预防为主的卫生防疫体系的建立。

新中国仅用了短短几年，就建立起了一个覆盖全国的医疗卫生体系和以各级卫生防疫、妇幼保健站为主的公共卫生体系。这是一个史无前例的伟大壮举，它一举奠定了新中国医疗卫生事业发展的坚实基础，使人人享有健康权成为可能。

【北京协和医学院公共卫生学院院长　**刘远立**】

第一，针对儿童死亡率高的特点，迅速地开展了儿童计划免疫；第二，针对中国主要的一些传染病和地方病，像血吸虫病、钩虫病、出血热等，开展了有针对性的防控措施。

1953年，时任最高人民法院院长的沈钧儒在太湖疗养时，发现长江中下游各省血吸虫病流行，情况极为严重。于是，忧心忡忡的沈钧儒给毛泽东写了一封信反映情况。

沈钧儒的来信引起了毛泽东的重视。他当时批示由时任政务院秘书长的习仲勋负责处理，卫生部制定出具体方案。

此时，血吸虫病已经成为中国危害最严重的传染病。1956年2月17日，毛泽东在最高国务会议上发出了

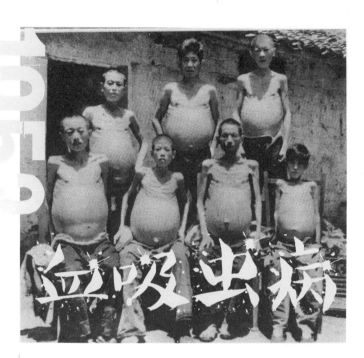

血吸虫病的危害

"全党动员，全民动员，消灭血吸虫病"的号召，消灭血吸虫病成为一项严肃而艰巨的政治任务。

对于战胜血吸虫病，毛泽东充满信心。他坚信，只要将亿万群众组织起来、发动起来，就可以创造人间奇迹。

【中国疾控中心寄生虫病所所长　周晓农】

血吸虫病是一种寄生虫病，所以当时我们全国有1100多万的病人，受威胁人口要达到一个亿，那么多的人感染血吸虫病是通过接触疫水，一接触疫水，十秒钟就会感染了，这个病到了晚期，人就会腹水，大肚子，最后引起死亡。所以，很多农村地区人烟稀少，田园荒芜，最后变成无人村。

毛泽东对沈钧儒寄呈的关于血吸虫病的危害及防治情况汇报材料的答复

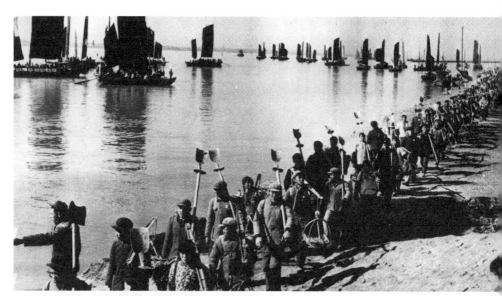

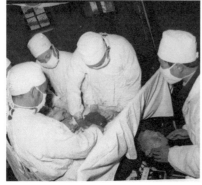

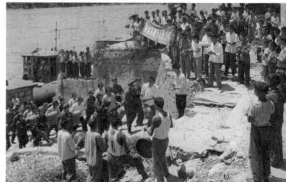

各地纷纷开展血吸虫病防治工作

【中国疾控中心寄生虫病所所长　**周晓农**】

当时我们受制于科技水平和经济的条件，所以只采取了以消灭钉螺为主的策略。比如说要开一个河，埋掉旧河，来彻底改变钉螺的滋生地。在长江中下游实施的话，要控制二十多万平方千米的有钉螺的面积，这个就更需要我们群众参与，来达到控制血吸虫病的目的。

1958年6月30日，这一天《人民日报》刊登了一篇通讯，宣布江西省余江县在全国首先根除了血吸虫病。

毛泽东看到这篇报道以后，兴奋不已，一夜没有入睡。他遥望蓝天，欣然命笔，写下了《七律二首·送瘟神》。

七律二首·送瘟神·其二

春风杨柳万千条，六亿神州尽舜尧。
红雨随心翻作浪，青山着意化为桥。
天连五岭银锄落，地动三河铁臂摇。
借问瘟君欲何往，纸船明烛照天烧。

这富于浪漫色彩的瑰丽诗句，不仅是对消灭血吸虫病这一奇迹的赞叹，也是对中国人改天换地、创造历史的澎湃激情的颂扬。

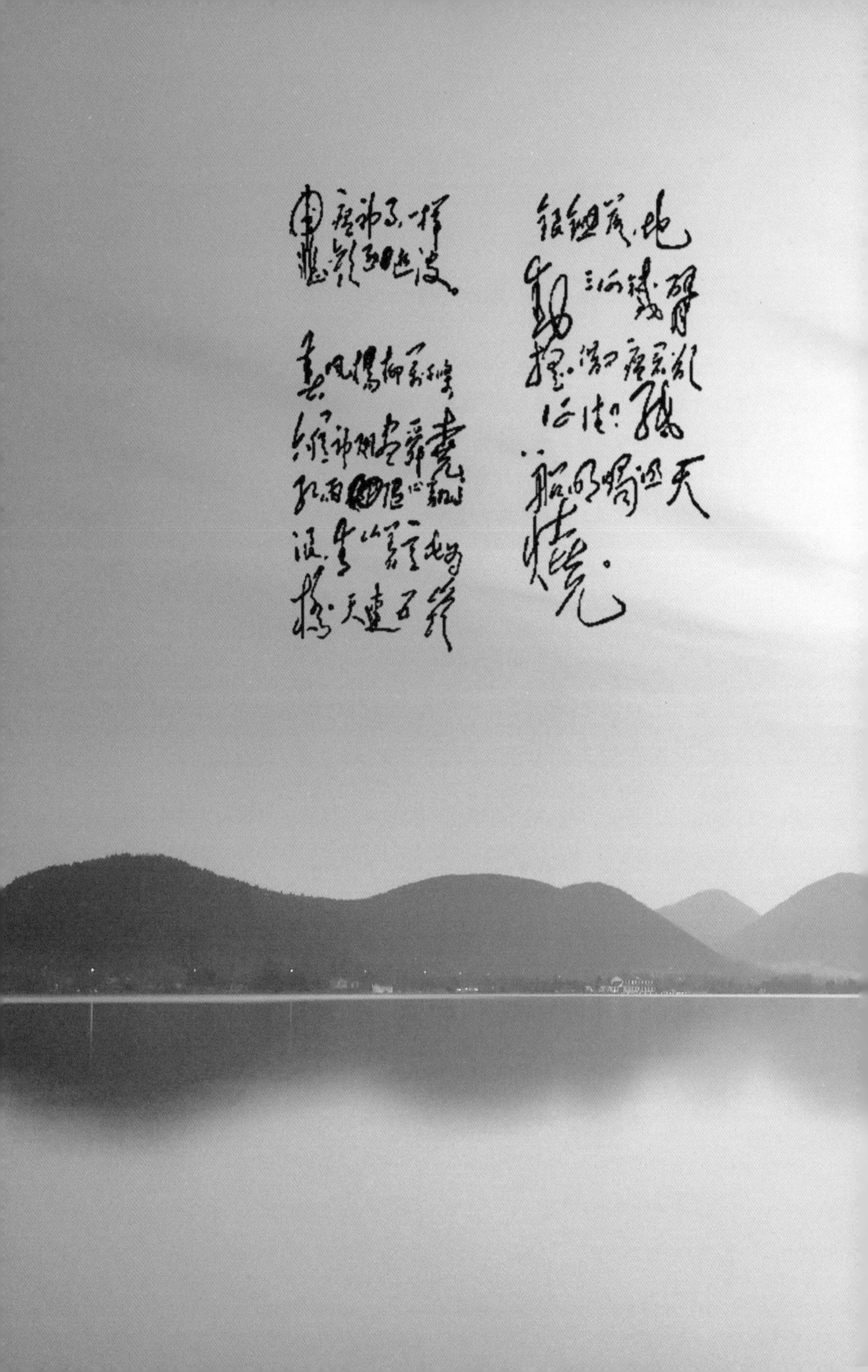

瘟神事，一样悲欢逐逝波。
春风杨柳万千条，六亿神州尽舜尧。
红雨随心翻作浪，青山着意化为桥。
天连五岭银锄落，地动三河铁臂摇。
借问瘟君欲何往，纸船明烛照天烧。

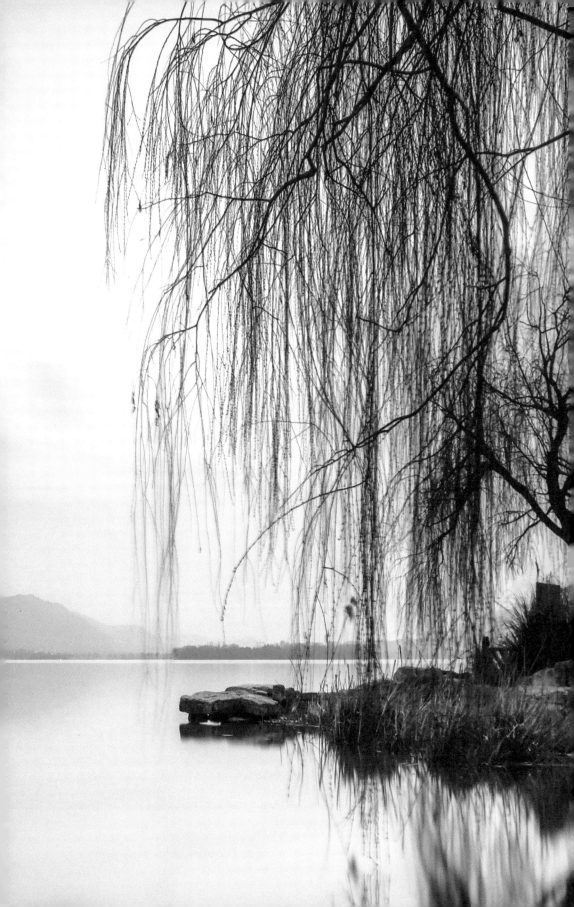

此时，新中国实现工业化的第一个五年计划已经结束，全国工业总产值年均递增19.6%，农业总产值年均递增4.8%，为社会主义的初期建设奠定了经济基础。

连环画《祖国的第一个五年计划》

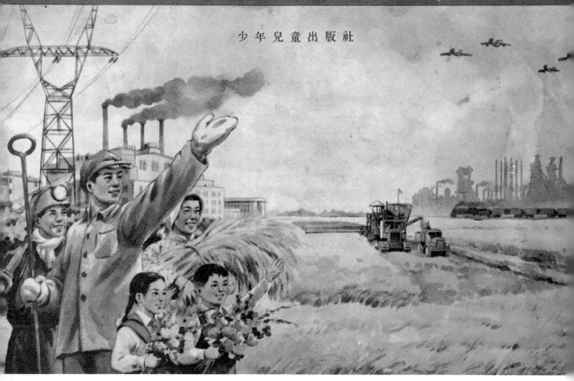

新中国人均预期寿命已经由中华人民共和国成立初期的35岁提高到57岁，鼠疫、天花等一大批烈性传染病开始从人们的生活中消失。短短几年，新中国卫生事业就取得了辉煌的成就。

激情燃烧的岁月

在那个激情燃烧的岁月，一个普通工人和医务人员创造的医疗奇迹，成为一个时代温馨的回忆。

1958年5月26日深夜，上钢三厂转炉车间一起严重的生产事故，使司炉工邱财康被送到上海广慈医院，也就是今天的上海交通大学医学院附属瑞金医院。

以当时的医学水平，邱财康存活的希望微乎其微。上海第二医学院和广慈医院迅速组织抢救小组，集中了40多名顶尖的专家，打响了一场抢救生命的攻坚战。

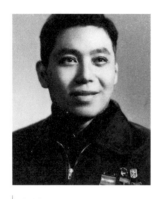

｜邱财康

074

【北京大学医学人文研究院医学人文系教授、主任 **甄橙**】

对于一个烧伤病人来讲，要想成功地获得救治，必须
要经过休克、感染、植皮这三关，在抢救邱财康的这个过
程当中，每一关的顺利渡过，都是医护人员付出了非常非
常大的努力的。所以在当时来讲，应该说是动员了不仅是
整个广慈医院，而且还得到了社会方方面面的支持。

在那个物质匮乏，但精神高昂的年代，抢救小组的
人员只有一个单纯的目标：全力以赴拯救这位工人兄弟
的生命！

当时，这样严重的烧伤在医学史上没有成功先例可
循，医生们解放思想、大胆创新，探索使用了一系列有

针对性的疗法。

1958年7月1日，《人民日报》刊登了长篇通讯，邱财康和救治他的医生感动了整个中国。后来，邱财康的故事还被搬上了银幕。

1958年7月1日，《人民日报》第7版

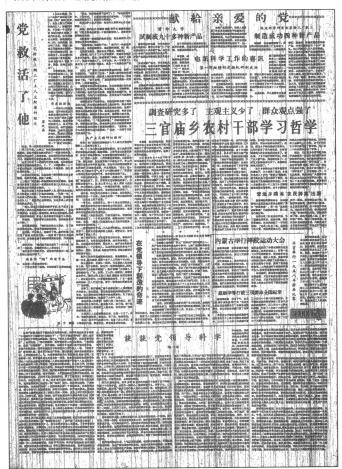

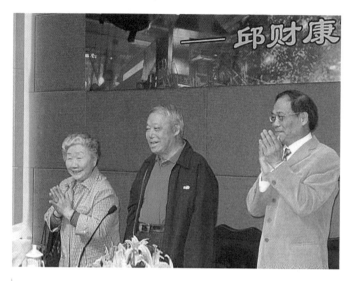

晚年的邱财康（左二）

九死一生之后，邱财康又健康地生活了55年。这起成功的抢救在国际医学界引起了轰动，这是新中国医学创造的奇迹，也成为世界烧伤救治史上的里程碑。

不过，今天的人们也许会有一个疑问，是谁为邱财康支付巨额的医疗费呢？

【中国人民大学医改研究中心主任 王虎峰】

我们国家原政务院就颁布了《中华人民共和国劳动保险条例》，这个条例可以看作我们整个医疗保障的一个奠基石，当时规定机关事业单位是公费医疗的，一百人以上的国有和集体企业里边实行劳保医疗，劳保医疗实际上是由企业单位为职工来提供医疗保障，来报销，同时也规定，我们职工的家属可以享受一半费用，也就是百分之五十可以报销。

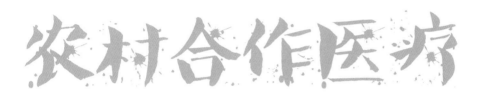

农村合作医疗

在农村，医疗保障主要由合作医疗承担。1955年，随着农业合作化运动的蓬勃开展，农村乡一级普遍设立了卫生院。一种以集体经济和农民自愿筹资为基础、具有医疗保险性质的合作医疗制度，出现在了中国广袤的乡间。

这个医疗体系得以运行的一个重要前提是国家对医疗机构的补贴，以及对药品价格的严格控制。在计划经济时代，药品价格很低，国家还多次降低药价。人们不需要花费多少，就能够得到最基本的医疗保障。

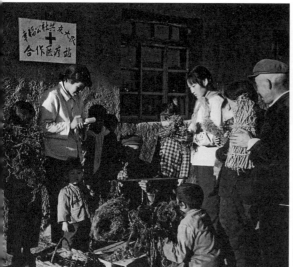

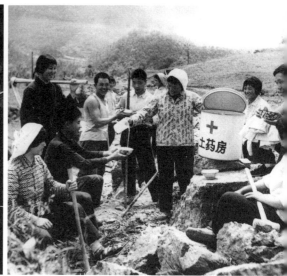

农村合作医疗

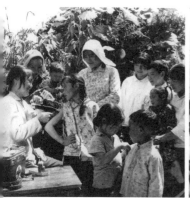

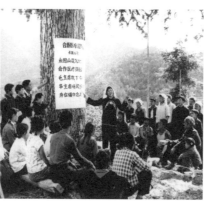

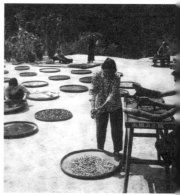

【中国人民大学医改研究中心主任　**王虎峰**】

随着社会的发展，我们这个体系在运行过程中，也慢慢出现了一些问题，主要表现在（公费）医疗支出增长过快，已经超出了我们经济发展和财政的承受能力，在劳保医疗这边，主要是企业内的保险，已经难以支撑大量的退休人员所要求的医疗保障。

农村缺医少药的情况长期得不到解决，这种情况最终引起了毛泽东的高度重视。

1965年6月26日，毛泽东专门听取了时任卫生部部长钱信忠的工作汇报。当时，全国有140多万名卫生技术人员，70%在大城市，只有10%在农村；高级医务人员80%在城市；医疗经费的使用农村只占25%，城市则占了75%。

"应该把医疗卫生工作的重点放到农村去！培养一大批'农村也养得起'的医生，由他们来为农民看病服务。"

医疗资源集中于城市，折射出一些干部在医疗卫生工作中存在脱离群众的官僚主义问题。听完汇报的毛泽东严肃地说："应该把医疗卫生工作的重点放到农村去！""培养一大批'农村也养得起'的医生，由他们来为农民看病服务。"

这个讲话，就是新中国医疗卫生史上著名的"六二六"指示。从此，大批高级医务人员和专家纷纷下乡开展巡回医疗，在为群众看病的同时，也手把手地辅导培训农村卫生人员。

1968年夏天，上海《文汇报》刊发文章介绍了公社卫生员王桂珍全心全意为农民服务的事迹。毛泽东看到这篇文章之后，做了这样的批示"'赤脚医生'就是好"。

【北京大学国家发展研究院教授　李玲】

毛主席这个"六二六"指示，它的核心就是把医疗卫生的重点放到农村去。"赤脚医生"这个制度应该是中国农民的一个创新，就是一根针、一把草药，所以用最低的成本解决了老百姓的基本医疗问题，而且最关键的就是，"赤脚医生"不仅仅治病，更重要的是促进农民健康地生活，就是维护健康，所以"赤脚医生"解决了我们农民看不起病吃不起药的问题。

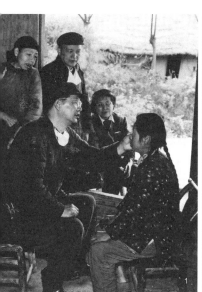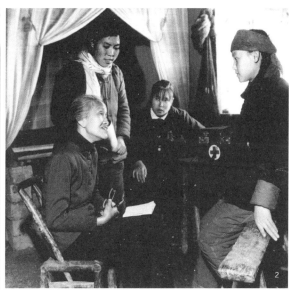

图1、图3：赤脚医生

图2：1950年代，著名临床医学家林巧稚在全国率先开展了大规模的妇女宫颈涂片检查

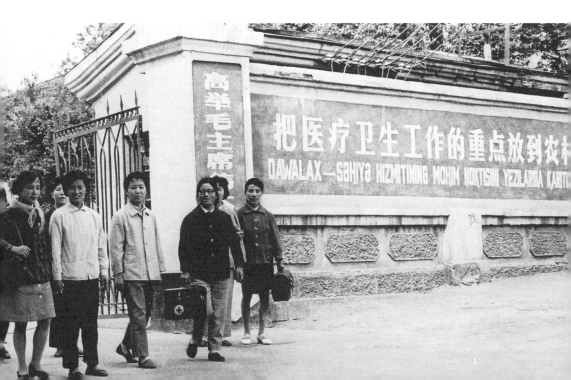

082

图1-图2：赤脚医生

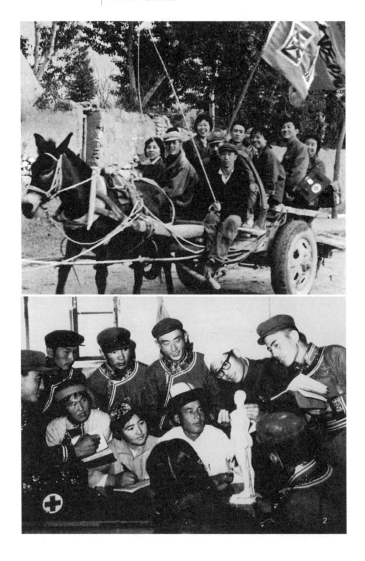

"赤脚医生"成为人们对半农半医的乡村医生的称呼，王桂珍则被看作"赤脚医生"第一人，全国掀起了学习"赤脚医生"、学习王桂珍的热潮。

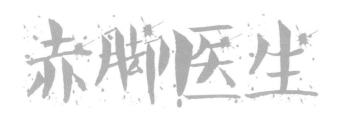

【原上海川沙县赤脚医生 王桂珍】

083

那时我们都是背着药箱，挨家挨户，每家人家都要问"老伯伯你身体好了吗？老妈妈身体好了吗？爷叔妈妈你身体好了哇？"因为是自己的医生嘛，他们也都很信任的，那时我们在田里劳动，药箱在田头，他说头疼，我们给他吃一点阿司匹林。再如果说有点牙疼呀，他什么痛都给我们讲，讲了之后我们把药箱里有的药都给他了。

1974年，作为"赤脚医生"的代表，王桂珍应邀出席第二十七届世界卫生大会并作了两次交流发言，中国的"赤脚医生"开始为世界所熟知。

如今，经历了人生风风雨雨的王桂珍早已退休，然而她的名字已经和一个时代紧紧联系在了一起。

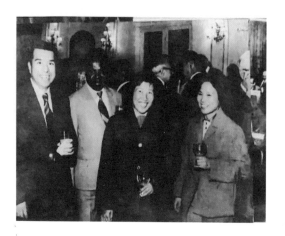

王桂珍(右二)出席第二十七届世界卫生大会

　　虽然，"文化大革命"爆发后，全国医疗卫生系统也受到了严重冲击，但颇有中国特色的合作医疗制度在农村全面展开了。到20世纪70年代末，农村合作医疗在全国覆盖率达到了90%以上。

　　1970年秋天，埃德加·斯诺重访中国，他对中国的一切都充满了好奇。引起斯诺兴趣的是一个在西方人看来十分神奇的医术：针灸麻醉。在北京协和医院林巧稚大夫的带领下，斯诺观摩了一起用针灸麻醉的无痛人工流产手术。在当时，几乎每一个来中国访问的外国客人都对针灸麻醉充满兴趣，这是新中国中医学繁荣发展的见证。

　　早在1958年，毛泽东就指出："中国医药学是一个伟大的宝库，应当努力发掘，加以提高。"

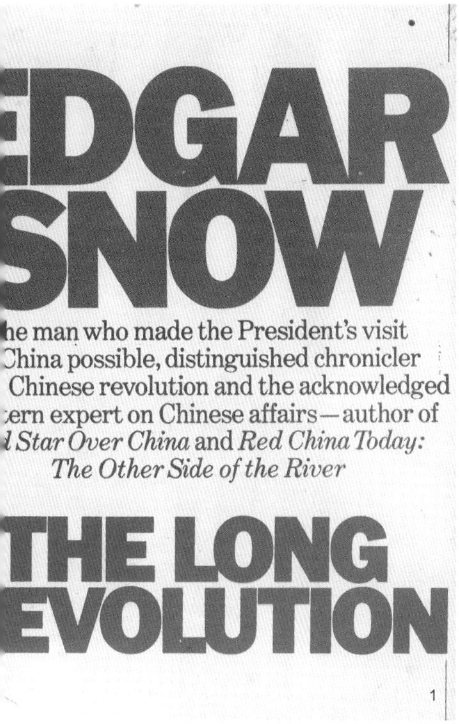

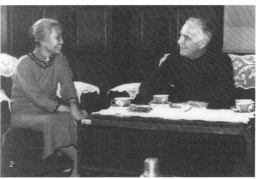

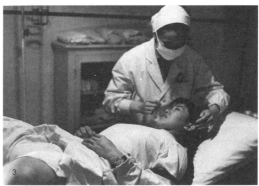

图1：《漫长的革命》，作者：埃德加·斯诺

图2：林巧稚教授在医院会见埃德加·斯诺先生，1964年

图3：针灸麻醉

　　2015年10月，屠呦呦成为第一位获得诺贝尔生理学
或医学奖的华人科学家，理由是她创造的青蒿素和双氢青
蒿素，挽救了全球特别是发展中国家数百万人的生命。

　　这个在毛泽东时代根据中医理论创制的新型抗疟药
物，赢得了世界性的殊荣。

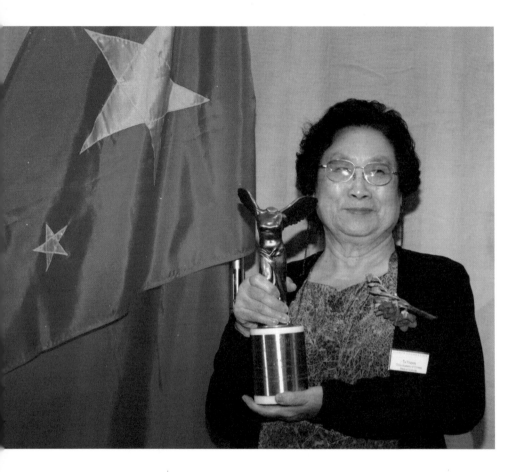

2011年，美国拉斯克奖将临床医学研究奖授予中国中医科学院终身研究员屠呦呦

在那个时代，中医和草药是"赤脚医生"治病救人的法宝。就是那些简陋的药物和身居乡村的"赤脚医生"，有效地遏制了广大农村疫病的蔓延，守护了人们的生命和健康。

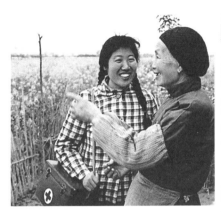

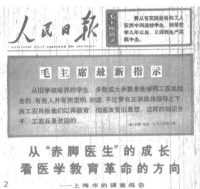

图1：赤脚医生王桂珍

图2：1968年9月14日《人民日报》第1版

图3—图6：赤脚医生宣传画

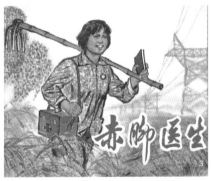

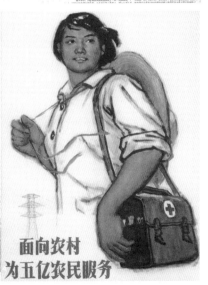

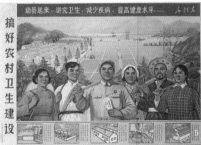

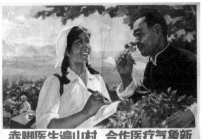

088

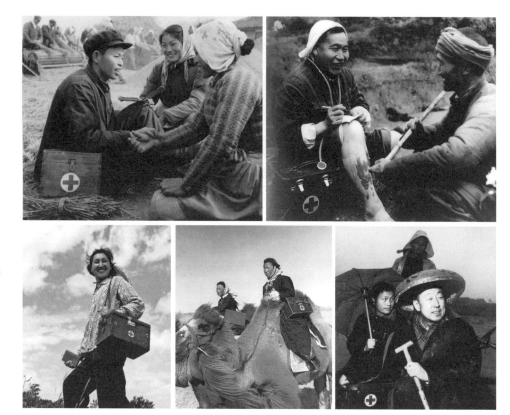

赤脚医生

　　1978年，在阿拉木图召开的国际初级卫生保健会议
上，中国的卫生发展模式被世界卫生组织作为典范向全
世界推荐。

【中国医师协会会长 张雁灵】

　　就是如何用最少的钱，解决了这么大的一个人口的

健康的问题，所以阿拉木图这个会议，就是世界卫生组织具有里程碑意义的会议，它的背景就是推广中国经验。

在即将进入改革开放的前夕，中国人的人均预期寿命从1949年的35岁提高到68岁，达到当时中等发达国家的水平，这是一个让全世界为之惊叹的数据。

1978年，伟大的历史转折开启了改革开放和现代化建设的历史新时期。充满活力的社会主义中国将以面向现代化、面向世界、面向未来的姿态，开创健康卫生事业的崭新局面！

089

1978年12月18日，十一届三中全会在北京召开，拉开了中国改革开放的序幕

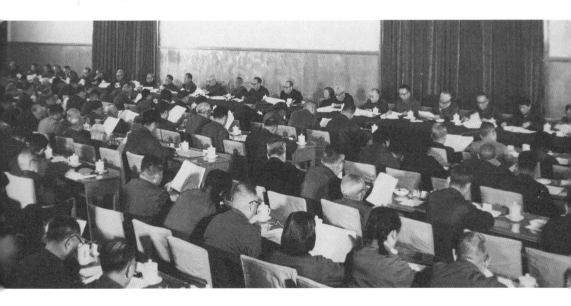

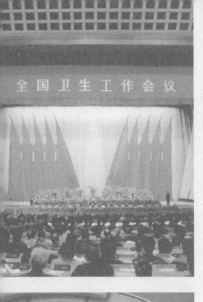
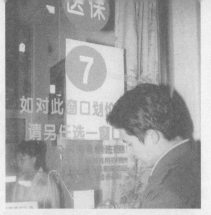
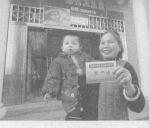
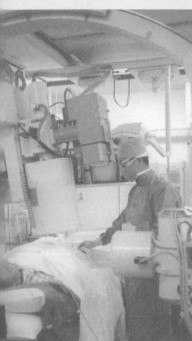
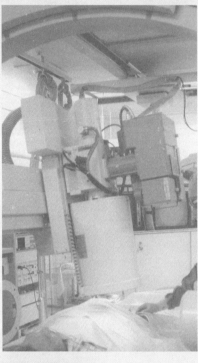
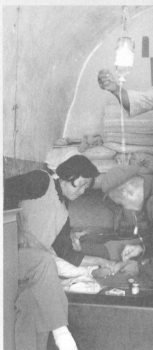
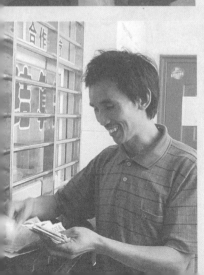
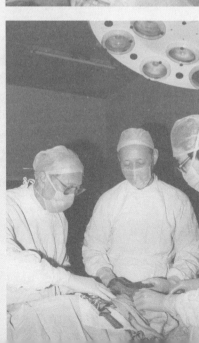
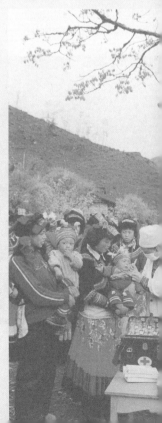

三、变革之路

　　1979年12月6日，邓小平在会见来访的日本首相大平正芳时提出，中国现代化的目标是"翻两番，国民生产总值人均达到八百美元，即是到本世纪末在中国建立一个小康社会"。

　　1982年9月，党的十二大正式提出"到20世纪末要使人民生活达到小康水平"。从此，"小康社会"成为中国经济、社会发展的主要奋斗目标，中华民族伟大复兴的梦想插上了腾飞的翅膀。

　　然而此时的中国，刚刚进入了改革开放，整个国家百废待兴。中华人民共和国成立以来，由于人口的快速增长和国家投入的相对不足，医疗卫生事业积累了巨大的历史欠账。进入80年代，这种历史欠账和国家紧张的财力形成了尖锐的矛盾。随着改革开放的深入和人民生活水平的不断提高，人们对健康和医疗保障的需求也逐渐水涨船高，医疗资源的紧张局面不断加剧。

　　那么，改革开放年代的中国人，将走出一条怎样的健康之路呢？

　　1983年，一部根据作家谌容同名小说改编的电影《人到中年》，成为这一年最受欢迎的国产故事片。影

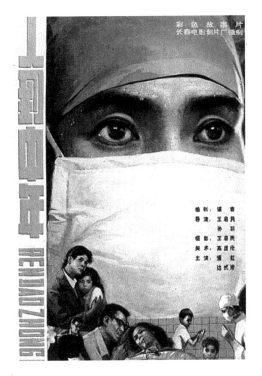

电影《人到中年》剧照

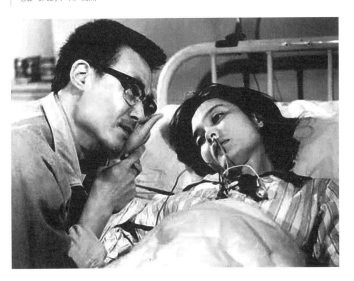

片主人公、眼科医生陆文婷无私的奉献精神和艰难的生活境遇，更是在无数观众心中引起了强烈的共鸣。

在影片中，陆文婷突发心肌梗死，生命垂危。眼科孙主任和赵院长之间的这段对话，在人们的记忆中留下了深深的痕迹。

赵院长：这是个信号。中年大夫，我们的骨干力量，身体素质一年不如一年，工作担子重，生活负担也很重，长此下去……陆文婷的工资是多少？

孙主任：五十六块半。

赵院长：难怪人家说拿手术刀不如拿剃头刀。去年怎没给她调级？

孙主任：僧多粥少啊……

这部贴近现实、主题尖锐的电影，引起了邓小平的注意。邓小平后来说，《人到中年》这部电影值得一看，主要是教育我们这些老同志的。他还批示，要下决心落实知识分子的政策，改善他们的生活待遇。

1987年5月14日，邓小平为全军医学科学技术大会题词：尊重知识，尊重人才。

电影《人到中年》中陆文婷的境遇，是当时绝大多数医务工作者工作生活的真实写照。它所反映出的，是国家财政对医疗卫生事业长期的投入不足。医务人员不得不在物质匮乏、生活困难的条件下，以长期超负荷运

尊重知识，尊重人才

邓小平 （签名）

转和透支生命为代价，支撑着医疗体系的基本运转。

"文化大革命"之后，中国医疗卫生资源严重短缺，看病难、住院难、生孩子难，成为那个年代留给人们的深刻记忆。

此时，中国人口已经悄然突破10亿大关。20世纪80年代生活在城市里的人们发现，他们要在拥挤和狭窄的空间中承受着局促和压抑。在急剧膨胀的人口面前，整个中国都感到了空前的焦虑和无奈。

几乎在所有的公共空间，人们都能承受到汹涌的人潮产生的压力。1981年8月15日，一个发生在一家医院不起眼的小事登上了《人民日报》头版。天津市天津医院党委决定全院领导和行政部门搬到地下室办公，腾出行政办公楼，增设106张病床。

【时任天津医院院长 康良玉】

现在这个矛盾就是病人多床位少，床位不够，周转不开，所以眼睁睁地看着病人一天一天病情恶化，在那里痛苦呻吟。所以作为医护人员来说，这是从心里边过意不去的。

不仅仅是医院，人口的压力，已经覆盖了社会生活的方方面面。面对10亿人口的医疗保障需求，医疗资源和经费早已严重短缺的医疗卫生事业，如何在改革年代走出一条突围之路呢？

1981年8月15日《人民日报》第1版

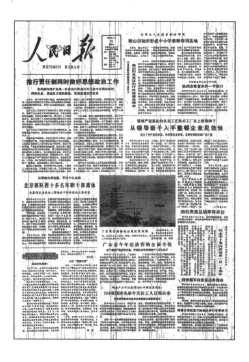

1979年元旦，卫生部负责人在接受新华社记者采访时提出，要"运用经济手段管理卫生事业"，卫生部门也要按经济规律办事！

这一句话成为中国医疗卫生事业启动的原点。从此，人们开始"摸着石头过河"。中国医疗制度改革开始酝酿，人们大概不会想到，这竟然会成为一个艰难的、曲折而漫长的历程。

"卫生部门也要按经济规律办事"这句话的背后，是医院医疗服务收费长期低于成本。最终，医院应诊越多，手术做得越多，亏得也就越多。

党的十一届三中全会以后，国家财政拨给卫生事业的经费平均每年增长10%左右。但是随着医疗药品器械和消耗用品价格的上升，这些钱远远不够补偿卫生事业发展所需的经费。

为了解决这些问题，卫生部先后出台了一系列加强医疗行业管理、提高效率的规章制度，并宣布允许个体开业行医，这些改革措施的出台，加快了医疗卫生事业的发展。

就在这些改革政策出台时，1985年1月25日，《人民日报》刊登了一个消息：卫生部负责人宣布不再使用"赤脚医生"名称。

从此，"赤脚医生"这个有着鲜明时代烙印的名词

图1：1985年1月25日《人民日报》第3版
图2：国务院办公厅文件
图3：卫生部/财政部/国家劳动总局文件

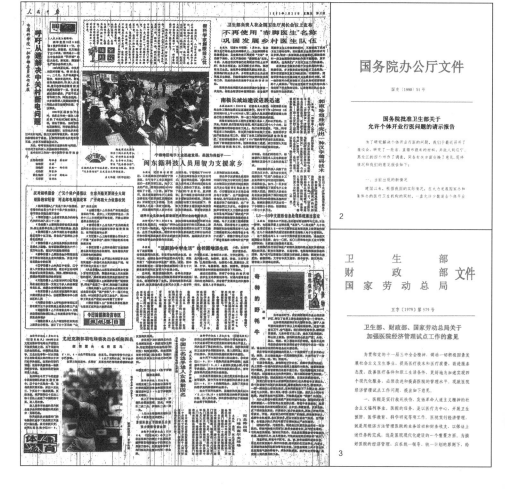

成为历史。和"赤脚医生"一起发生改变的，还有农村合作医疗制度。

而在它们变化的背后，是一场影响深远的农业和农村改革。

1978年，安徽省凤阳县小岗村的18户农民签订了全国第一份土地承包责任书，从此以包产到户、包干到户等为主的家庭联产承包责任制在全国迅速推广，拉开了中国改革的序幕。

1980年6月18日，四川省广汉县向阳公社在全国第一个摘掉了人民公社的牌子。到1985年6月，人民公社作为一级政权组织的历史画上了句号。而随着农村社会的变革，农村原有的合作医疗体系再也无法维持了。

【国务院发展研究中心研究员 **江宇**】

人民公社解体之后，合作医疗就失去了经济来源和组织基础，包产到户之后，很长一段时间，没有出台一个新的文件，明确合作医疗怎么定位何去何从，所以这就导致合作医疗的覆盖率从1976年的90%以上，下降到1985年的10%以下。

在当时，国家还没有充足的财力打造一个全面覆盖农村的医疗保障网。走在致富奔小康路上的农民，只能自费为自己和家人的健康埋单。

1984年，随着中国农业的连续丰收，中国人告别了粮食短缺。这一年，在庆祝中华人民共和国成立35周年的国庆游行上，人们用这样醒目的标语，表达着对改革开放伟大实践的认同。

农村改革大见成效，城市改革随即全面展开。

1984年10月21日《人民日报》第1版

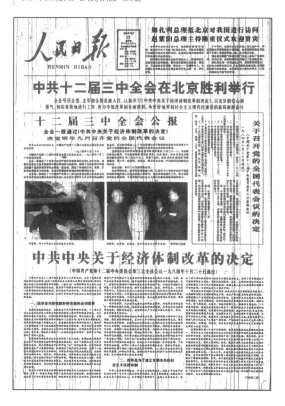

1984年10月，中共十二届三中全会通过《中共中央关于经济体制改革的决定》，城市经济体制改革从此拉开序幕。在这个大背景下，中国医疗体制改革终于浮出了水面。

1985年4月，国务院批转了《卫生部关于卫生工作改革若干政策问题的报告》，这份报告明确提出："必须进行改革，放宽政策，简政放权，多方集资，开阔发展卫生事业的路子，把卫生工作搞好。"

国务院办公厅文件

国务院办公厅文件

国发〔1985〕62 号

**国务院批转卫生部关于
卫生工作改革若干政策问题的报告的通知**

国务院原则同意卫生部《关于卫生工作改革若干政策问题的报告》，现转发给你们，请结合实际情况贯彻执行。

**卫生部关于卫生工作改革
若干政策问题的报告**

为了贯彻执行党的十二届三中全会关于经济体制改革的决定，进一步开创卫生工作新局面，建设具有中国特色的卫生事业，我部起草了关于卫生工作改革若干政策问题的报和此时的国有企业改革一样，医疗卫生事业改革的基本做法是"只给政策不给钱"。受农村改革成功的影响，人们相信推行承包制是城市改革的有效途径，"一包就灵""包为上策"成为改革的指南。

然而，城市改革远比农村改革复杂，20世纪80年代，包括医疗体制改革在内的城市改革一直在探索中寻找方向和路径。

与当时世界上大多数国家相比，中国的平均每千人口拥有医院床位数少得可怜，1985年仅有2张，而且很多所谓的"病床"，仅是无任何有效医疗设备的床铺一张。

此时，一个发生在哈尔滨的事件震动了全国。1986年6月14日，哈尔滨蛋禽批发部职工黄庆跃在维修冷库时，从二楼电梯摔到地下室，造成腰部重伤。他先后被送到几家医院就诊，都因各种原因未能及时收治，最终因病情延误，不幸去世。

这个事件被各大媒体披露后，在全国引起了广大关注。《人民日报》在头版发表评论员文章，指出"这一事件对于医务界和其他各界来说，都足以振聋发聩……要花点功夫，下点力量，从制度上，人们的公德心上，把我们的弊病医治好"。

【中国人民大学医改研究中心主任 **王虎峰**】

这些改革政策一方面取得了一些成效，那就是通过多方筹资，解决了医疗机构设备陈旧、投入不足、积极性不高的问题，特别是吃"大锅饭"的问题，但是也为日后的看病贵埋下了隐患。

卫生部为此专门召开电话会议，要求全国各级医院深入开展全心全意为人民服务和端正医德医风的教育活动，使医疗卫生系统的服务工作有明显的改进。

【原卫生部医政司司长 **于宗河**】

"黄庆跃事件"主要原因，我认为一个是医院床位比较紧张，来了病人之后，医院一时腾不出床位来，第二就是医院对于急诊科的设置和急救的管理还有漏洞，还有不足的地方，是先收费，还是先救人这些方面，有的医院可能有执行不一致的地方。

"黄庆跃事件"发生后，《人民日报》的评论文章指出：除了加强医德医风教育外，更重要的是要从体制改革方面寻找出路，要突破框框，打破平均主义和大锅饭，用经济手段调动医院和医务人员的积极性，建立新的具有生机的卫生事业运行机制。

104

1986年7月26日《人民日报》第1版

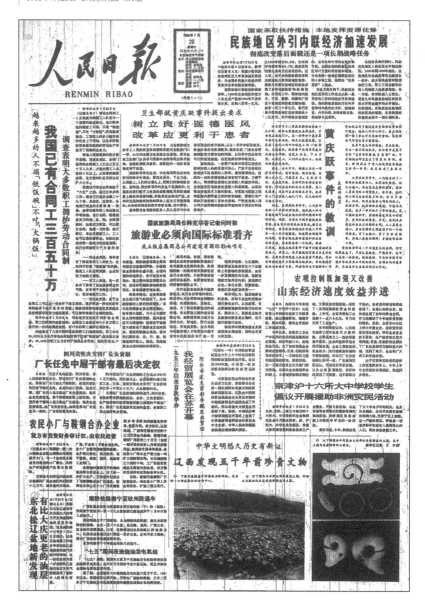

传统的"医疗卫生事业要靠国家包下来"的观念，已经受到挑战。一些业内人士主张多渠道筹集经费，允许医院采取多种经营方式，以满足不同层次、不同水平患者的需要，可以有国家投资的，也可以有企业甚至私人出资兴办的医院。

"市场"几乎呼之欲出。然而在当时，"市场经济"还是改革的禁区。

1992年，党的十四大正式提出了建立社会主义市场经济体制的改革目标，卫生系统的改革也进一步加快。

卫生部办公厅文件

卫生部办公厅文件

卫办发〔1992〕34号

关于深化卫生改革的几点意见

各省、自治区、直辖市、计划单列市卫生厅（局）、部属各单位：
为认真贯彻邓小平同志南巡谈话与中共中央政治局会议精神，全面落实中共中央、国务院关于加快发展第三产业的决定，促使卫生事业更快更好地上一个新台阶，以建立健全基本适应社会经济发展和人民"小康"生活水平，具有中国特色的卫生服务、监督体系和健康保障制度，向社会提供更多的优质高效服务，最大限度地满足人们日益增长和不同层次的医疗预防保健需求，加快实现2000年人人享有卫生保健的目标，在继续贯

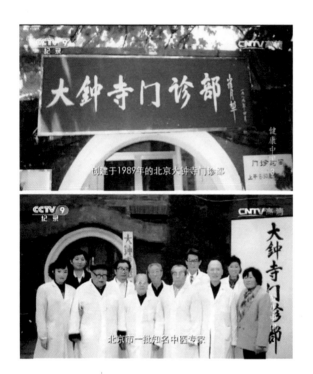

大钟寺门诊部

在这一年出台的《关于深化卫生改革的几点意见》中，医疗卫生单位获得了劳动人事安排权、业务建设决策权、经营开发管理权和工资奖金分配权。

打破计划经济的禁锢，遵循、顺应社会主义市场经济的规律，开始成为医疗系统改革的方向。

创建于1989年的北京大钟寺门诊部，开办之初就聚集了北京市一批知名中医专家。

1992年，被《人民日报》等多家媒体报道。引起媒体关注的，就是这里颇具特色的专家门诊。

在当时，作为医疗改革成果的专家门诊，对公众来说还是个新鲜事儿。当时，除了"专家门诊"，还有"点名手术"；除了普通病房，医院还开设了有单间和套间的"特需病房"，有经济条件的患者可以选择更高质量的医疗服务。

【北京大学中国卫生经济研究中心主任 **刘国恩**】

政府当时是提出了所谓的"不给钱，给看病"政策，所以使得医院大踏步地迈向了自主创业，自主创收的这么一个阶段。因此，就形成了后期我们所看到的医院靠新的技术，特别是药品的使用、器械的使用、耗材的使用，来补贴自己收入不足这个问题。

面向市场的医疗改革，解决了长期以来形成的"医院越办越穷"的问题，医院的设备、技术水平大大提高，医疗服务质量明显改善，加快了卫生事业的发展，但医疗费用也开始水涨船高。

当大大小小的医院正在积极进行经济运行机制改革的时候，一些设备老旧、产品滞销的国有企业和集体企业，在市场经济中逐步陷入困境，企业倒闭，工人下岗。

在经济体制转型过程中，下岗、再就业这些词汇，开始频繁地出现在人们的生活中。1993年，全国下岗职工有300万人，到1997年突破了1000万人。20世纪90年代中期，国有企业1/3明亏，1/3暗亏，1/3盈利，职工原先享有的劳保医疗再也无法维持了。

那么，谁来为他们提供医疗保障呢？

1994年，国务院决定在江苏省镇江市和江西省九江市开展职工医疗保险改革试点，这就是中国医疗改革历史上著名的"两江试点"。

图1：江西省九江市
图2：江苏省镇江市

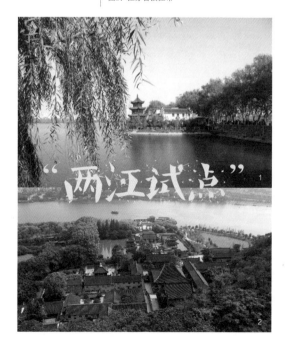

【原卫生部医政司司长　于宗河】

这时国务院对于医疗保障制度的建立非常重视，经过研究以后学习了新加坡的做法，就是个人账户和社会统筹相结合，在“两江”做的一个试点，可以说是中国的医疗保证制度的奠基和开始，是有创新性质的。

国务院办公厅文件

国函〔1994〕116号

国务院关于江苏省镇江市，江西省九江市职工医疗保障制度改革试点方案的批复

江苏、江西省人民政府：

江苏省人民政府《关于报批镇江市职工医疗制度改革实施方案的请示》（苏政发〔1994〕91号）和江西省人民政府《关于再次报请审批〈九江市职工医疗社会保险暂行规定〉的请示》（赣府字〔1994〕315号）收悉。国务院原则同意《镇江市职工医疗制度改革实施方案》（简称《实施方案》）和《九江市职工医疗社会保险暂行规定》（简称《暂行规定》），认为《实施方案》和《暂行规定》符

国务院办公厅文件

国发〔1998〕44号

国务院关于建立城镇职工基本医疗保险制度的决定

加快医疗保险制度改革，保障职工基本医疗，是建立社会主义市场经济体制的客观要求和重要保障。在认真总结近年来各地医疗保险制度改革试点经验的基础上，国务院决定，在全国范围内进行城镇职工医疗保险制度改革。

一、改革的任务和原则

医疗保险制度改革的主要任务是建立城镇职工基本医疗保险制度，即适应社会主义市场经济体制，根据财政、企业和个

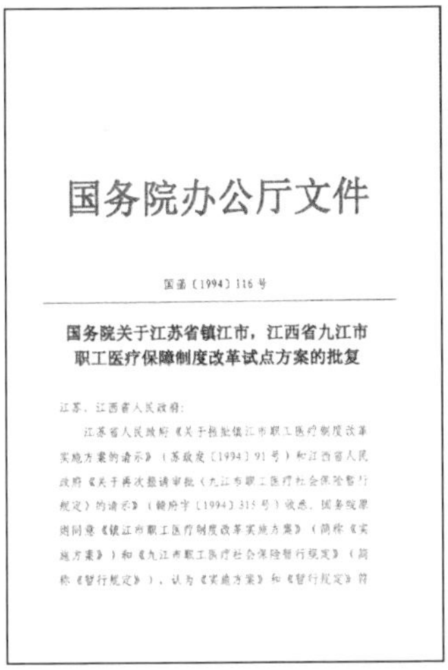

国务院办公厅文件

经过“两江试点”的探索。1998年，国务院正式出台《关于建立城镇职工基本医疗保险制度的决定》，在全国普遍建立城镇职工基本医疗保险制度。也就是在这一年，国企改革进入攻坚阶段。一个覆盖城镇职工的基本医疗保障网，就这样成为推动中国国企改革和经济体制改革、走向市场经济的重要保障。

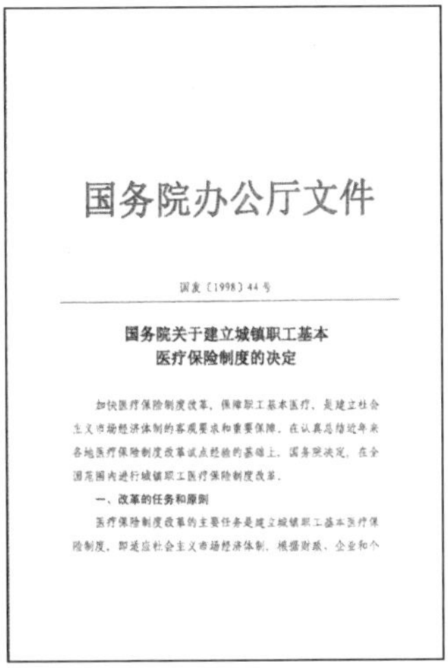

不过，此时大量的城市居民、个体户等自由职业者，以及占中国人口一大半的农民群众，还无法和城镇职工一样享受到基本医疗保障。

随着国企改革的深入推进，建立"产权明晰"的现代企业制度成为国企的改革路径。这种改革路径，也引起了医疗卫生界的注意。

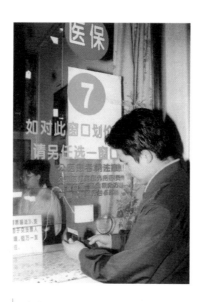

医保窗口

2000年，一场医疗改革让宿迁市陷入了全国舆论的暴风眼。这一年，宿迁出台了"欢迎各类社会资本投资办医"的政策。3年之内，宿迁所有的公立医疗机构全都改制成了民营，宿迁也成为全国唯一一个没有公立医院的地级市。这场医改被媒体称为"卖光式"医改。

当时，宿迁市财政收入只有10亿元，但支出却达14亿元。面对经济落后的窘境，宿迁决定将医院卖掉，筹集城市发展资金。就这样，宿迁成了公立医院民营化改制的试验田。

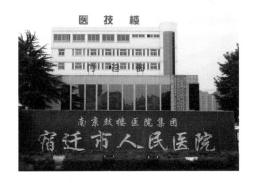

宿迁市人民医院

《江苏省宿迁地区医改调研报告》

江苏省宿迁地区
医改调研报告

北京大学中国经济研究中心
医疗卫生改革课题组
二〇〇六年

111

2006年6月，北京大学一份调查报告认为，宿迁医疗卫生领域的全面市场化改革行不通，"看病贵"的问题没有得到解决，老百姓的医疗负担反而加重，潜在医疗卫生问题令人担忧。

【北京大学国家发展研究院教授 李玲】

就是我们一般市场是消费者和这个生产方，它是一个平等的交换。但是在医疗上，你一个病人去医院看病，你的需求是由医生决定的，所以，你和医生之间，其实是不对等的，所以如果我们盲目地把市场经济引入的话，患者就会变成挨宰的羔羊，再一个就是医疗——医和患之间最重要的就是信任关系，因为我是把命交给医生，如果我不信你，想着你整天是来宰我的，来赚我的钱的，这个医和患之间的矛盾就会激化。

宿迁的改革只是当时医院产权改革的一个侧影。在当时，全国各地都开始引入社会资本，将医院民营化并推向市场。

20世纪90年代的医疗改革，解决了长期以来医疗卫生事业投入不足、医务人员待遇低下的问题，形成了以公有制为主体，多种渠道、多种形式办医的新格局，医疗供给大幅增加。

然而，医疗费用高、个人负担重却成为当时社会普遍关注的问题，如何减轻群众的负担成为中国医改必须面对的难题。

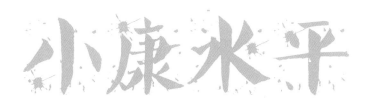

2000年，中国国内生产总值第一次突破了1万亿美元，"翻两番"的任务已经完成，人均GDP达到856美元，这标志着人民生活水平总体上达到了小康。祖祖辈辈关于小康生活的梦想成为现实，这是中华民族发展史上一个新的里程碑。

当温饱已不再成为问题时，对健康的追求自然成为人们更加关注的焦点。

2001年，一份调研报告送到江泽民总书记的案头，这份报告说，农村90%的老人生病不去医院，50%的产妇不去医院分娩，农村婴儿死亡率上升，贫困家庭住一次院就可能倾家荡产。农村医疗危机已经悄然出现。

20世纪90年代中期，卫生部与世界卫生组织在全国14个县开展了合作医疗试点。到1996年年底，全国农村合作医疗行政村的覆盖率达到17.59%。

1996年12月，江泽民总书记在全国卫生工作会议上指出："现在许多农村发展合作医疗，深得人心，人民群众把它称作'民心工程'和'德政'。看来，加强农村卫生工作，关键是发展和完善农村合作医疗制度。"

【国务院发展研究中心研究员 江宇】

旧的合作医疗瓦解之后，在长达 20 年的时间里，我们没有建立新的保障制度，80% 以上的农民看病完全靠自费，还有一方面原因，就是当时宏观经济社会环境的原因，因为当时农村还没有进行税费改革和综合改革，农村的像教育这些公共事业也是要农民自己来掏腰包。特别是教育的负担很重，所以这种状态到后来，中央提出来对农村"多予、少取、放活"，对农村加大转移支付力度之后才有所缓解。

2003年1月，国务院办公厅转发了卫生部等部门《关于建立新型农村合作医疗制度意见的通知》，明确从2003年起，在全国范围内逐步推开；到2010年，新型农村合作医疗制度要基本覆盖全国农村居民。

【国务院发展研究中心研究员 **江宇**】

我们到一些地方调研之后就发现，新型农村合作医疗实施之后，特别是在中西部、边疆和民族地区对于农村的稳定起了非常大的作用。所以我们说，我们这样一个农业大国必须始终坚持把医疗卫生工作的重点放到农村，小康不小康，关键看老乡，老乡好不好，首先看健康。

这是中国政府第一次为解决农民的基本医疗卫生问题而进行的大规模投入，它体现了一个负责任的政府对人民健康承担的责任。新型农村合作医疗制度的推行和取消农业税一样，成为深得民心的德政善举。

不经意间，人们发现，医改的方向正在悄然向公益回归。

2002年11月，党的十六大提出，要在21世纪的头20年，集中力量，全面建设惠及十几亿人口的更高水平的小康社会。全面建设小康社会的目标，即促进人的全面发展，包括社会保障体系、国民教育体系、全民健身和医疗卫生体系的建设。

从新世纪开始，中国进入全面建设小康社会一个新的发展阶段。

115

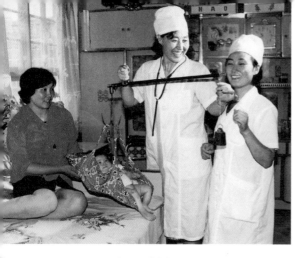
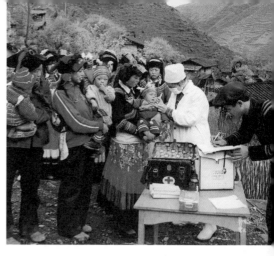
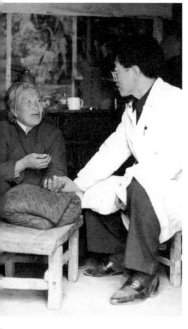
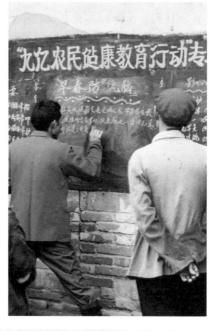
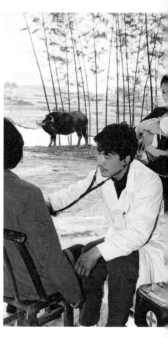
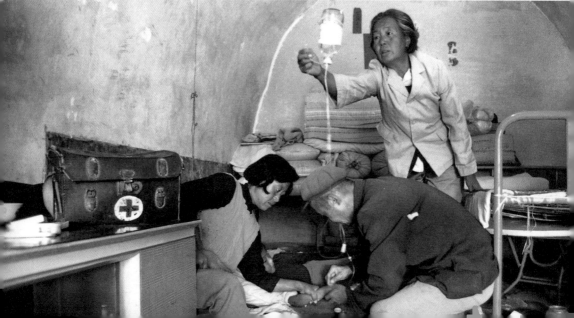

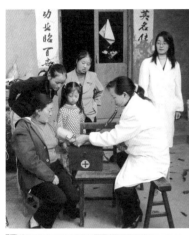
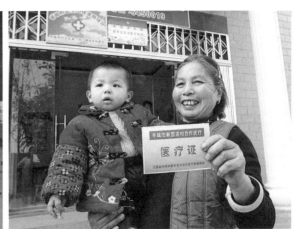

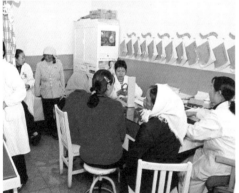
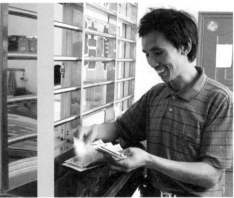

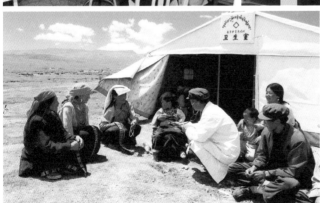
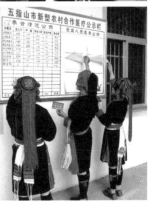

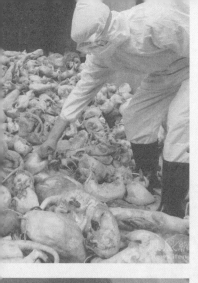
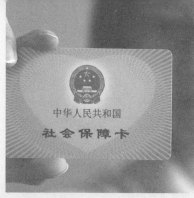
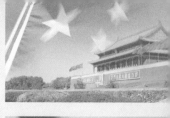
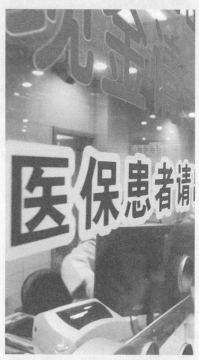
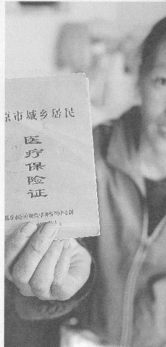
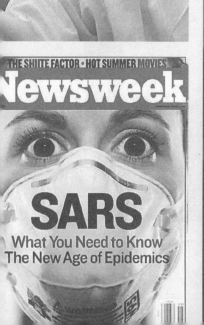
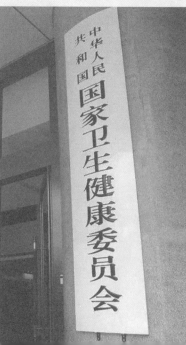
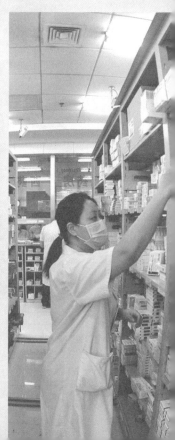

四、全民健康

2014年初冬时节，江南大地艳阳高照，草木呈绿，洋溢着勃勃生机。

中共中央总书记习近平来到江苏，习近平调研的第一站，选在了镇江市丹徒区世业镇卫生院。这是中国农村一个再普通不过的基层医疗机构了。

在调研中，习近平指出，没有全民健康，就没有全面小康。医疗卫生服务直接关系人民身体健康。要为群众提供安全有效方便价廉的公共卫生和基本医疗服务，真正解决好基层群众看病难、看病贵的问题。

人民身体健康是全面建成小康社会的重要内涵，是每一个人成长和实现幸福生活的重要基础。对全民健康的期冀，正成为全面小康社会时代内涵的新注脚。

2013年11月，一条新华社电讯引起了人们的注意：中国科学院武汉研究所的科研团队经过长期研究，找到了"非典"病毒的源头——一种名叫中华菊头蝠的野生蝙蝠。

10多年前的2003年，人们还十分陌生的"非典"病毒在全世界引起了一场轩然大波。

2003年春节过后，一场意外的灾难在人们没有任何准备的情况下突然降临，一种被称为非典型性肺炎的呼吸道传染病从广东开始向全国蔓延，在短短3个月的时间内就传播到全国24个省、自治区、直辖市。

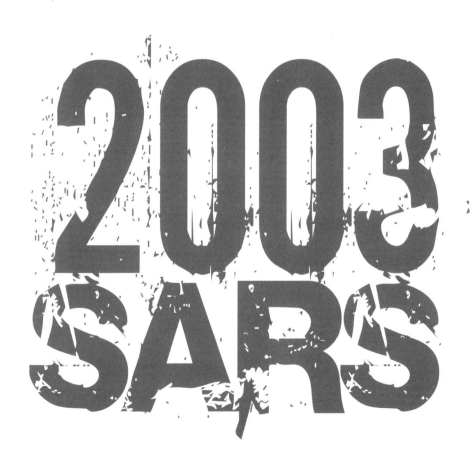

随着疫情的扩散，世界卫生组织发布了全球警报，并将这种正在世界范围迅速传播的严重急性呼吸道综合征定名为"SARS"。

这是一场与病毒争夺生命的战役。它考验着中国政府的决策能力和执行效率，测试着中国社会应对突发事件的"抗体"。在这个不寻常的春天，全世界的眼光都在注视着中国。

在"非典"重灾区北京，仅用7天时间就建成了一座能容纳1000张病床的传染病野战医院——小汤山医院。这是中国人创造的一个奇迹。

图1：美国《新闻周刊》
图2：SARS病毒

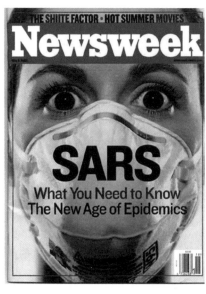

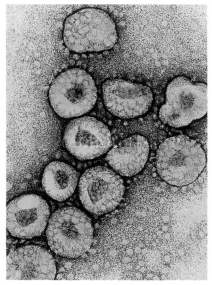

图1：紧急抢建中的小汤山医院非典病房

图2、图3：非典时期小汤山医院医护人员

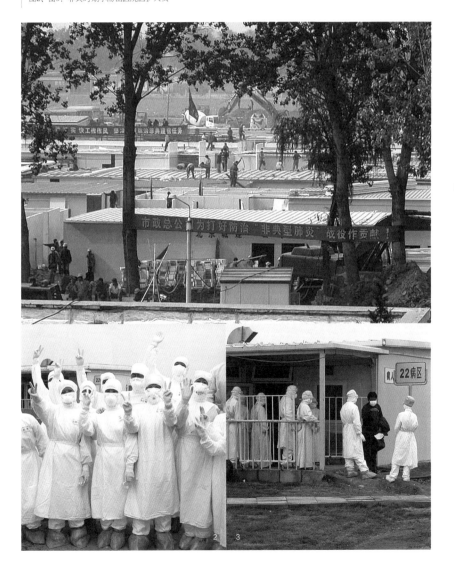

大医精诚,大爱无疆。在中国大地上600多万与SARS抗争的医务工作者中,40多人献出了宝贵的生命。广大医务工作者无私无畏,冲锋在前,用生命谱写了救死扶伤的壮丽篇章。

非典时期的医护工作者

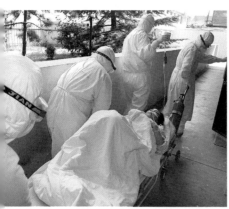
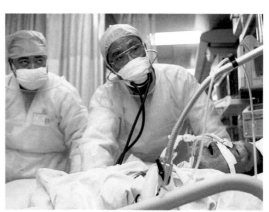
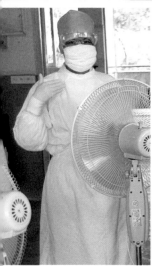
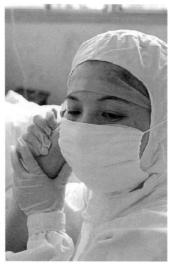
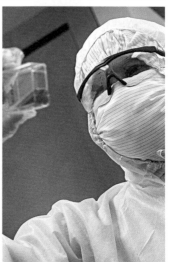

2003年6月24日这一天，阳光似乎格外耀眼。

这场春天降临的全球性瘟疫，终于在夏天到来时被
送走了。

北京街景

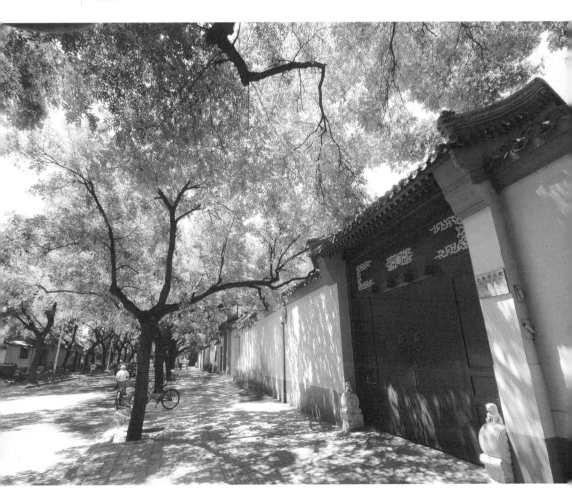

【世界卫生组织西太平洋区域原主任、博士 **尾身茂**】

世界卫生组织撤销对北京的旅行警告，并将北京从"非典"疫区名单中删除。

【时任卫生部部长 **高强**】

从"非典"过后，党中央、国务院非常强调加强公共卫生体系的建设，包括加强疾病防控体系的建设，应急救治体系的建设，应急医疗队伍的建设，还有卫生监督体系的建设，这些方面从中央到省、市、县都有所加强。

《突发公共卫生事件应急条例》

随着抗击"非典"斗争的胜利结束，中国大幅增加公共卫生投入，建立传染病疫情和突发公共卫生事件网络直报系统。建立多部门联防联控机制，应对突发疫情的能力显著提升，切实保障了公众身体健康和生命安全。

【中国疾控中心流行病学首席科学家、教授 **曾光**】

中国这个应急反应能力上去了，以后又经历了几次重大的事件，甲流（甲型 H1N1 流感）防控，汶川地震等。我觉得这几个重大事件，充分地表现出了我们的进步。至于这两年，应对埃博拉，应对 MERS（中东呼吸综合征），我觉得中国不但自己做好，还要帮着世界其他国家做好。

127

然而"看病就医难"仍是当时公众普遍关注的社会问题。特别是医疗保险覆盖率过低、医疗费用持续攀升、政府投入比例低等问题凸显出来，医疗体制改革已经到了一个新的十字路口。

在探索和争论中，人们逐渐看到了医改的正确方向，那就是扩大基本医疗保障，坚持公共医疗卫生的公益性质。"公益"成为医改的关键词。

2007年，中国国内生产总值达到24万亿元，跃居世界第三大经济体。这一年，我国财政收入首度突破了5万亿元大关。随着国家财政收入的逐年大幅增长，国家财政支出开始大幅度向民生倾斜。

2007年，中央财政用于医疗卫生支出664.31亿元，比上一年增长近300%。这一年，国家开始在一些城市推行城镇居民基本医疗保障试点。通过试点，到2010年在全国全面推开，逐步覆盖除城镇职工外的所有城镇居民。根据这项制度，一个城镇居民每年只需要缴纳几百元，只要医疗费用超过了数百元不等的起付标准，就可以报销50%—65%的医疗费。自此，一张覆盖全民的医疗保障网终于开始形成了。

2009年4月6日，新华社授权发布了《中共中央 国务院关于深化医药卫生体制改革的意见》。让无数中国人高度关注的新医改方案终于正式公布，新一轮医疗改革的大幕从此正式开启。

《中共中央 国务院关于深化医药卫生体制改革的意见》

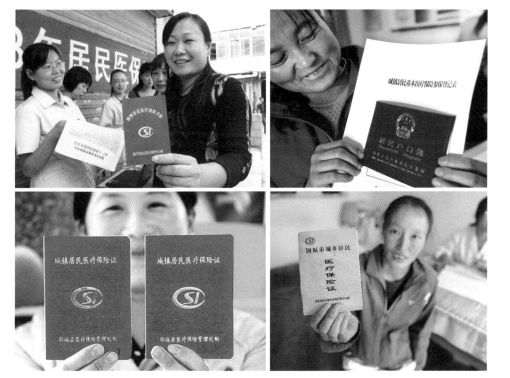

城乡居民医疗保险制度

129

【时任卫生部部长　陈竺】

　　现在公立医院改革的一个核心内容就是要改革它的补偿制度，改为主要依靠医保的支付还有政府的投入，要逐步取消以药补医。我们提倡要使用以基本药物和适宜技术为主的，这种保基本医疗的方案，而不是用豪华的方案，这是最为关键的。

【时任安徽省委常委、副省长 **孙志刚**】

一方面降价，一方面报销比例提高，这样一降一提高，老百姓得到的实惠，就更加明显。

就在《中共中央 国务院关于深化医药卫生体制改革的意见》出台不久，安徽省开始走出了一条探索医改的新路：以破除"以药养医"机制为抓手，通过药品集中招标采购等一系列措施，压低药品价格。

一位名叫祝水银的患者，2009年12月31日在乡卫生院输液的处方，5种药，总花费23.4元，仅仅过了一天，2010年1月1日，安徽新医改实施的第一天，同样的输液处方显示总花费11.4元。

【安徽省岳西县莲云乡村民 **祝水银**】

我还是在这家卫生院，还是在输液，还是同样的几种药，就差一天的时间，药价便宜了一半，当时心里不知道是怎么回事，后来一打听才知道是新规定，药价便宜了。

短短两年，安徽啃下这块医改中"最硬的骨头"，基层医疗机构逐步回归"公益"，医患双方都得到了实实在在的好处。

安徽的经验解决了全国医改的难题，很快被上升为国家政策。

2012年11月，党的十八大提出"确保到2020年全面建成小康社会宏伟目标"。从"全面建设小康社会"到"全面建成小康社会"，一字之差，却标志着全面小康社会建设进入最后的冲刺阶段。

2012年11月29日，党的十八大闭幕不久，习近平总书记在参观复兴之路展览时，第一次阐述了实现中华民族伟大复兴的中国梦的概念。

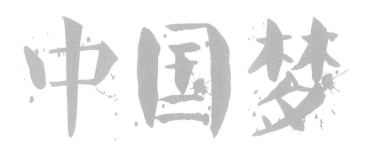

实现中华民族的伟大复兴，就是中华民族近代最伟大的中国梦。它体现了中华民族和中国人民的整体利益。它是每一个中华儿女的一种共同的期盼。中华民族伟大复兴的梦想，一定会实现！中国梦与"两个一百年"奋斗目标紧紧地联系在了一起，即在中国共产党成立一百年时全面建成小康社会，这是中国梦的第一个宏

伟目标；在中华人民共和国成立一百年时建成富强、民主、文明、和谐的社会主义现代化国家，这是中国梦的第二个宏伟目标。

2012年，中国国内生产总值超过50万亿元，稳居世界第二大经济体。经济社会发展不断赋予小康社会更为丰富的内涵。

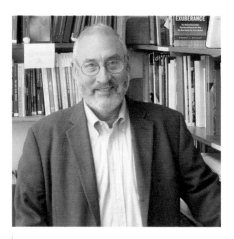

┃ 约瑟夫·斯蒂格利茨

诺贝尔经济学奖获得者约瑟夫·斯蒂格利茨认为，如果社会更平等，经济就会更强劲。中国应该增加城镇化、医疗、教育的开支，可以同时刺激增长、改善环境和降低贫富差距。中国不应该追求更加市场导向的医疗体系。如果中国的政治家能够实施这一议程，中国和全世界都将受益。

　　党的十八大以来，以习近平同志为核心的党中央做出全面深化改革部署，着力解决深层次的、制约医药卫生事业科学发展的体制和结构性问题，推动医改向深水区挺进。

　　2013年3月，新组建的国家卫生和计划生育委员会正式挂牌，卫生和计划生育服务优势互补，将在新形势下更好地坚持计划生育的基本国策，深化医药卫生体制改革。

图1：原中华人民共和国卫生部
图2：新组建的中华人民共和国国家卫生和计划生育委员会

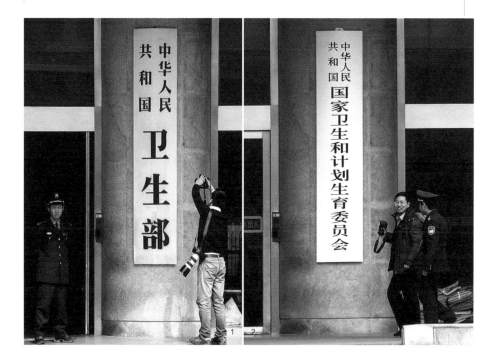

随着医改的深入，新闻媒体、社会舆论关注的焦点越来越聚焦到公立医院，人满为患、一号难求、医生严重透支，然而医疗费用却居高不下，群众满意度不高。那么几乎所有的人都要问，我们的公立医院到底怎么了？

【北京大学国家发展研究院教授　李玲】

公立医院基本上是市场竞争中一个自创自收、自我发展的市场主体。那么它的创收方式，主要是靠药、靠耗材、靠检查。因为医疗服务价格，主要是靠政府控制的。

福建省行政地图

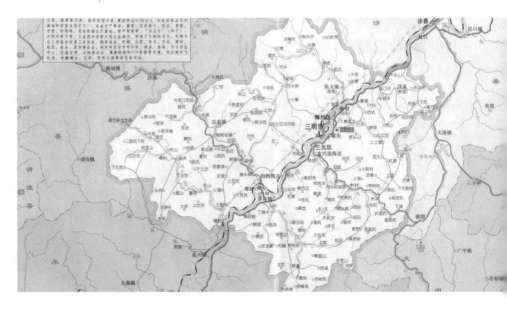

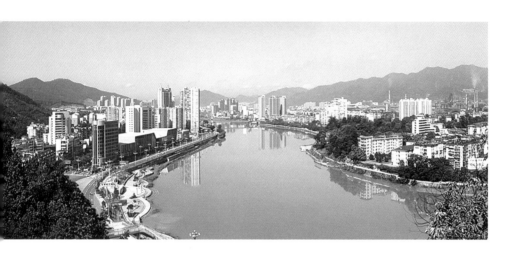

福建省三明市

地处福建省西北部山区的三明是一个老工业城市，退休职工多、财政包袱重，职工医保统筹基金连年严重亏损。

2012年，三明市迎难而上，把降低医药价格作为改革的突破口，全市所有二级以上公立医院实行药品零差率销售，严格监控大处方、大检查，严格执行药品招标采购，减少流通环节的加价行为。

64岁的杨元红老人患支气管炎快7年了，普米克就是她的救命药，一犯哮喘就要立刻用，每支260多元，但不能报销。医改后，普米克每支下降了40多元，支气管哮喘作为特殊病种也纳入了新农合报销，老人自己一算，一年至少可以省下4000多元。

【福建三明患者　**杨元红**】

以前我们 100 块自己要出 60 块、70 块，现在是 40 多块这样子的，公家出的更高一点了。

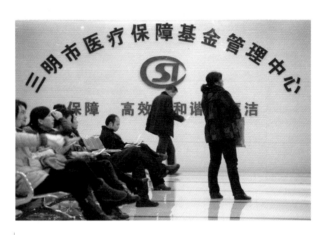

三明市医疗保障基金管理中心

改革落实，关键在人。严控医生诊疗行为的同时，三明市在全国率先对22家公立医院实行全员目标年薪制，由原来的"以药养医"变成"以技养医"，既激发了基层一线医疗人员的积极性，又避免了过度服务的问题。与改革前的2011年相比，三明医改真正实现了患者、医院和政府的多方共赢。

【北京大学国家发展研究院教授　**李玲**】

最大的变革就是它把旧的制度给破了，建了新的制度。

旧的制度就是逐利的制度，给破掉了，新的制度就是公立
医院应有的公益性。这个公益性就是，我怎么用最少的成
本能够给老百姓看好病。那么，它做了这样一个制度的创
新，所以收效非常好。

2015年，医药卫生体制改革不断向纵深推进。《关
于城市公立医院综合改革试点的指导意见》《关于全面
推开县级公立医院综合改革的实施意见》等一系列文件
密集出台。

2016年，公立医院综合改革试点城市扩大到200个，
县级公立医院综合改革全面推开，公立医院药品集中采

137

《关于城市公立医院综合改革试点的指导意见》

国务院办公厅文件

国办发〔2015〕38号

国务院办公厅关于城市公立医院
综合改革试点的指导意见

各省、自治区、直辖市人民政府，国务院各部委、各直属机构：

城市公立医院综合改革是深化医药卫生体制改革的一项重要任务。2010年国家联系试点城市公立医院改革启动以来，各试点城市积极探索，改革取得明显进展，积累了宝贵经验，奠定了拓展深化改革试点的基础。但是公立医院改革是一项长期艰巨复杂的系统工程，目前还存在一些比较突出的矛盾和问题。公立医院逐利机制有待破除，外部治理和内

购全面实施，建立和完善医务人员分配激励机制，医改成果更多惠及广大群众。

2014年，家住河南农村的王兴梅刚刚做完乳腺肿瘤手术，又发现患了白血病，用尽了家里的积蓄，前前后后花了30多万元。到2014年11月，她报销的医药费已超过新农合20万元的封顶线。

【北京协和医学院公共卫生学院院长 **刘远立**】

公立医院改革的实质，实际上是"关闸清渠"，建立运行新机制。要彻底地破除以药养医的这种机制，这种逐利机制，把靠卖药作为我们医疗行业主要收入的渠道，这个闸门给它关上，然后建立新的体现多劳多得，优劳优酬的一个补偿和支付制度，这是我们公立医院改革的关键。

【河南患者 **王兴梅**】

把孩子们、家人都拖垮了，我早就想放弃不想看了，可是孩子们、家人都鼓励我。

2015年1月1日，河南省全面实施城乡居民大病保险，像王兴梅这样的大病患者，医药费在基本医保报销后，自付部分超过了15000元，就可以"二次报销"，最

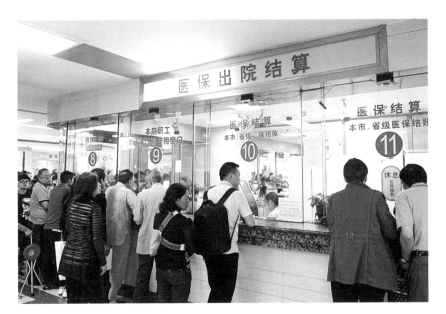

医保出院结算窗口

高30万元。这样一来，王兴梅又放心地在河南肿瘤医院继续治疗了。

2015年8月，国务院办公厅印发《关于全面实施城乡居民大病保险的意见》，2016年将实现大病保险全覆盖，让更多大病患者减轻负担。

经过多年不懈的努力，2015年中国居民人均预期寿命提高到76.34岁，婴儿死亡率下降到8.1%，5岁以下儿童死亡率下降到10.7%，孕妇死亡率下降到20.1/10万，均提前实现联合国千年发展目标，人民总体健康状况已居发展中国家前列。

国务院办公厅文件

国办发〔2015〕57号

国务院办公厅
关于全面实施城乡居民大病保险的意见

各省、自治区、直辖市人民政府，国务院各部委、各直属机构：

城乡居民大病保险（以下简称大病保险）是基本医疗保障制度的拓展和延伸，是对大病患者发生的高额医疗费用给予进一步保障的一项新的制度性安排。大病保险试点以来，推动了医保、医疗、医药联动改革，促进了政府主导与发挥市场机制作用相结合，提高了基本医疗保障管理水平和运行效率，有力缓解了因病致贫、因病返贫问题。为加快推进大病保险制度建设，筑牢全民基本医疗保障网底，让更多的人

《关于全面实施城乡居民大病保险的意见》

多层次医疗保障体系示意图

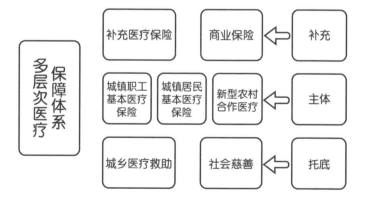

中国已经建立起覆盖95%以上人口的全民基本医疗保障网。这是一个社会进步极其重要的标志，充分彰显了中国政府实现全民健康的决心。

【世界卫生组织驻华代表、博士　施贺德】

中国在过去十年里，可以看到，在医保覆盖工作上，已经取得了非常大的进步。比如说在2003年的时候，全民医保的覆盖率还不到30%，而现在基本已经达到95%，几乎是每个人都可以获得这种基本层面的医疗卫生服务。可以说，中国基本实现了全民医保覆盖的一个目标。

141

2015年10月29日，中共十八届五中全会通过了《中共中央关于制定国民经济和社会发展第十三个五年规划的建议》，提出了推进"建设健康中国"的新目标，从落实"四个全面"战略布局，促进经济社会发展全局出发，为统筹解决未来一个时期全民的健康问题做出了制度性安排。

健康中国建设的核心是努力让人不得病、少得病、晚得病，充分调动社会各方面广泛参与，强化多部门合作，加强环境治理，保障食品药品安全，加强伤害预防，使人民群众呼吸上新鲜的空气，喝上干净的水，吃上放心的食物，实现环境与人的健康和谐发展。提高人

民群众的健康意识，积极做到合理膳食、适量运动、戒
烟限酒、心理平衡，实现人人热爱健康、追求健康、自
主自律的健康生活方式。

近年来，苏南小城张家港在全市陆续建起了居民健
康自助体检屋免费检查身体，了解一些健康常识，成为
当地村民生活中的一项重要内容。

中共中央关于制定国民经济和
社会发展第十三个五年规划的建议

人民出版社

《中共中央关于制定国民经济和社会发展第十三个五年规划的建议》

【江苏张家港村民 赵正兴】

食用油一天只要25克，吃盐只要6克，我回去试了一
试，6克盐，我拿了一个啤酒瓶的盖子放盐量了量，一啤酒
瓶盖子就是6克盐。我就知道了。我对家里人下了个命令，
吃盐不能超过6克。（这样）才能保持健康，对血压有好处。

如今，赵正兴老人不用花时间去医院，在家门口就能自助参与健康管理，对他来说，健康更意味着一种生活方式。

从2013年开始，在全国范围内开展了"健康中国行"大型主题宣传活动，传播健康促进先进理念，倡导健康生活方式，使群众更加快捷、便利地获得最新的健康信息。

只有人人健康，才有全民健康，以全民健康助力全面小康，必将为13亿多人民带来更大福祉。

143

北京市卫生和计划生育委员会主办的2016年"健康中国行"主题宣传周活动

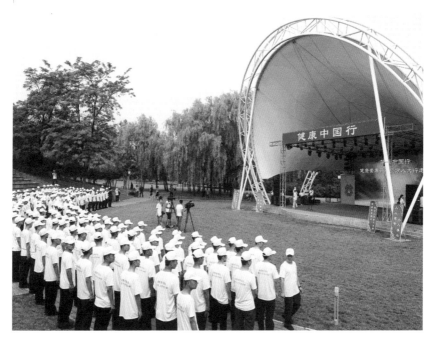

2016年8月19日，习近平总书记在全国卫生与健康大会上强调指出，没有全民健康，就没有全面小康；要把人民健康放在优先发展的战略地位，以普及健康生活、优化健康服务、完善健康保障、建设健康环境、发展健康产业为重点，加快推进健康中国建设，努力全方位、全周期保障人民健康，为实现"两个一百年"奋斗目标，实现中华民族伟大复兴的中国梦打下坚实健康基础。

【时任国家卫生和计划生育委员会主任 **李斌**】

党中央在全面建成小康社会的开局之年，召开这次卫生与健康大会。这次大会是具有里程碑意义的，总书记在这次大会上做了重要讲话，他从国家事业全局的这样一个战略高度，深刻地阐述了健康中国建设的重大意义、战略目标和主要任务，我想这对于今后推进健康中国的建设已经指明了方向，李克强总理在会上就推进健康中国的建设作了系统的、全面的部署，这次大会以后，必将会大大地激发起全党、全民的健康意识，调动方方面面的积极性，我们大家共同努力，奋力来开创健康中国建设的新局面。

这是一个政党谋定发展大势、践行执政为民的郑重承诺，也是一个国家迈向广阔未来、实现复兴梦想的崭新征程。

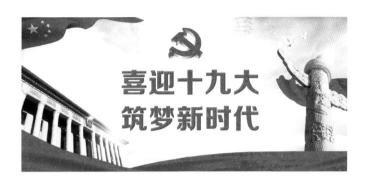

2017年10月18日至10月24日，中国共产党第十九次全国代表大会在北京胜利召开。

党的十九大报告中指出："实施健康中国战略。人民健康是民族昌盛和国家富强的重要标志。要完善国民健康政策，为人民群众提供全方位全周期健康服务。深化医药卫生体制改革，全面建立中国特色基本医疗卫生制度、医疗保障制度和优质高效的医疗卫生服务体系，健全现代医院管理制度。加强基层医疗卫生服务体系和全科医生队伍建设。全面取消以药养医，健全药品供应保障制度。坚持预防为主，深入开展爱国卫生运动，倡导健康文明生活方式，预防控制重大疾病。实施食品安全战略，让人民吃得放心。坚持中西医并重，传承发展中医药事业。支持社会办医，发展健康产业。促进生育政策和相关经济社会政策配套衔接，加强人口发展战略研究。积极应对人口老龄化，构建养老、孝老、敬老政策体系和社会环境，推进医养结合，加快老龄事业和产业发展。"

145

2018年3月，新组建的国家卫生健康委员会正式挂牌。其主要职责是：拟定国民健康政策，协调推进深化医药卫生体制改革，组织制定国家基本药物制度，监督管理公共卫生、医疗服务、卫生应急，负责计划生育管理和服务工作，拟定应对人口老龄化、医养结合政策措施等。

　　见微知著，"健康"一词首次出现在国家部委名称中，这体现了党中央、国务院对人民健康的高度关注和责任担当。

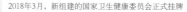
2018年3月，新组建的国家卫生健康委员会正式挂牌

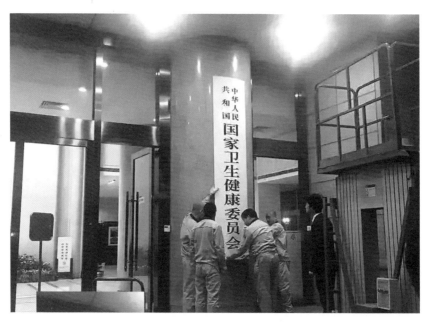

党的十八大以来,以习近平同志为核心的党中央将医改工作纳入全面深化改革工作,进行统筹谋划、整体推进,更加注重改革的整体性、系统性、协调性,更加注重医疗、医保、医药"三医"联动,深化医药卫生体制改革取得突破性进展,取得了举世瞩目的成就,走出一条中国特色卫生健康事业改革发展之路。

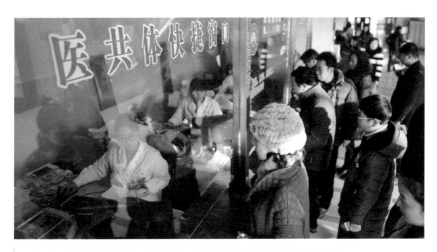

2016年3月,安徽省天长市深化医疗卫生领域改革,主动将优质医疗资源垂直向下往县级以下延伸

中国医改结出累累硕果,医疗保障水平大幅提升,城乡居民基本医保人均财政补助标准由2012年的240元提高到2019年的520元;医保药品目录新增药品339个,增幅约15%;大病专项救治病种范围扩至21种;跨省异地就医直接结算定点医疗机构达到16230家。一张世界上规模最大的基本医疗保障网已经建立,覆盖率达98%,惠及超过13亿人,这些无不践行着党对人民的庄严承诺。

世界银行、世卫组织等多家国内外研究机构在2017年7月联合发布的中国医改调研报告评价称，"人民健康水平总体达到中高收入国家平均水平，用较少投入取得较高健康绩效"。

习近平总书记指出，没有全民健康，就没有全面小康。在农村贫困地区，因病致贫、因病返贫是最突出的致贫因素之一，也是打赢脱贫攻坚战需要持续补齐的民生"短板"。在党中央、国务院的坚强领导下，国家卫生健康委会同国务院扶贫办等有关部门，围绕让贫困人口"看得起病、看得好病、看得上病、少生病"，精准施策，统筹推进，健康扶贫取得重大阶段性进展。

2016年，在西藏自治区日喀则地区仁布县开展的健康扶贫活动

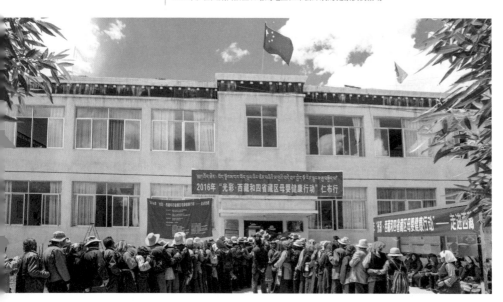

健康中国行动
（2019-2030）

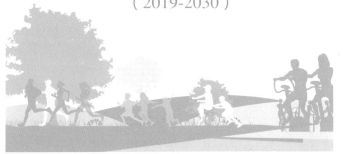

　　2019年7月15日，国务院印发《国务院关于实施健康中国行动的意见》，成立健康中国行动推进委员会，出台《健康中国行动组织实施和考核方案》。《健康中国行动（2019−2030）》是《"健康中国2030"规划纲要》的路线图和施工图，将加快推动从以治病为中心转变为以人民健康为中心，动员全社会落实预防为主方针，实施健康中国行动，提高全民健康水平。

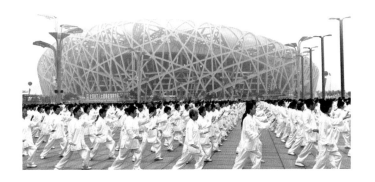

又踏层峰望眼开,且待佳令破晓来。百年激荡,百年抗争,百年奋起,站在新的历史起点,党和国家坚持以人民为中心,把人民健康放在优先发展的战略位置,坚定不移深化医药卫生体制改革,着力解决群众看病就医问题,不断提高全民健康水平,为破解医改世界性难题贡献出中国智慧、中国经验。

　　为了人民的健康福祉,为了全面建成小康社会,为了实现中华民族伟大复兴的健康中国梦,为把我国建成富强民主文明和谐美丽的社会主义现代化强国而不懈奋斗!

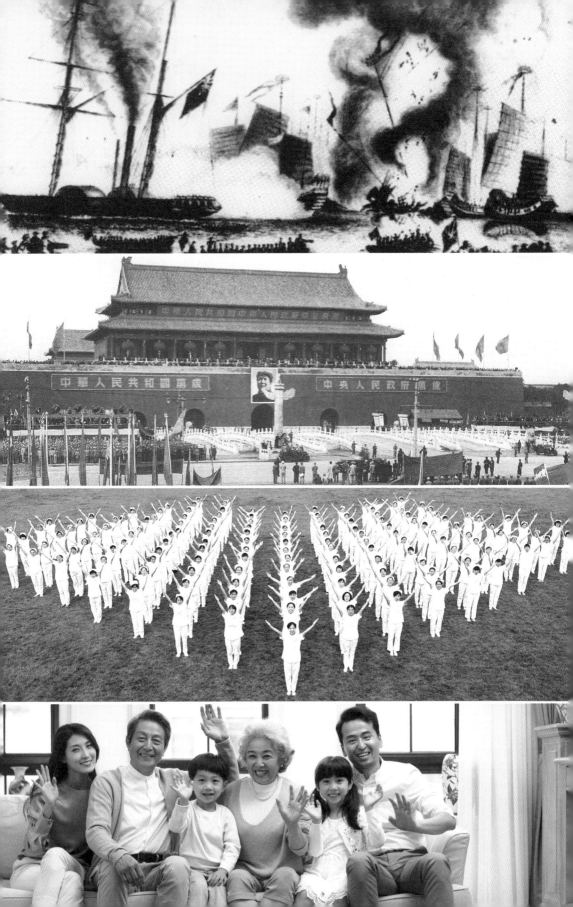

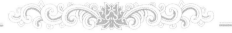

中　篇

中国卫生健康事业的国际贡献

一、中国援外医疗的成果综述：共筑健康共同体

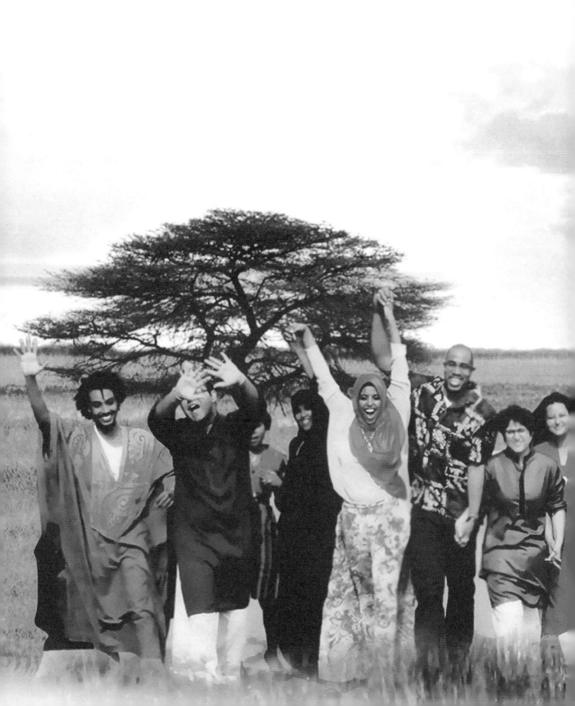

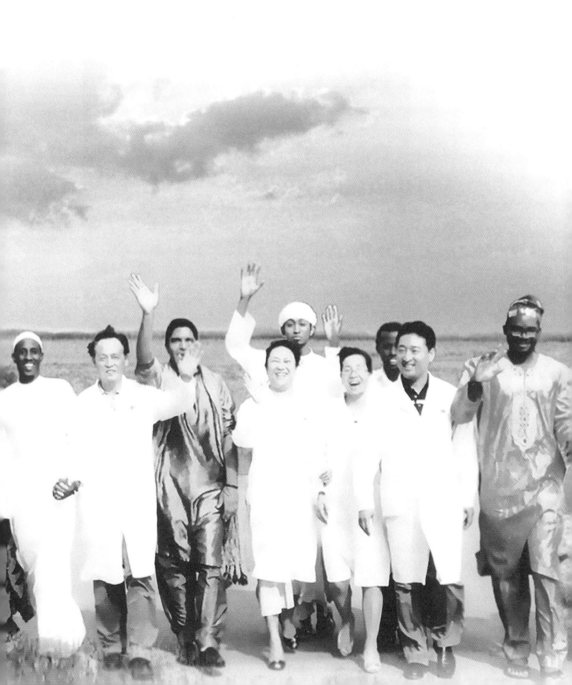

158

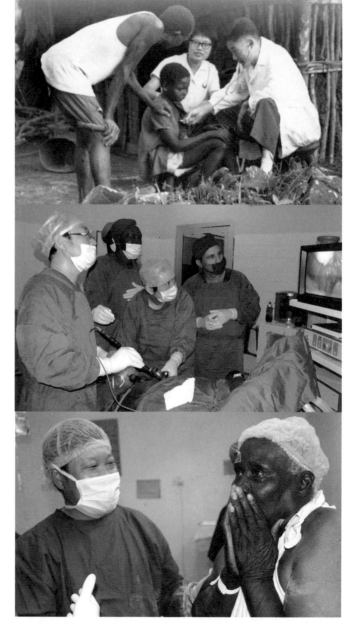

序

1963年，应阿尔及利亚政府邀请，中国向阿派出首支援外医疗队，从此开启了中国援外医疗队的历史。1978年改革开放后，随着中国对外交往的不断扩大，向其他发展中国家派遣援外医疗队数量逐渐增加。

在过去的半个多世纪里，一批又一批中国医疗队队员肩负祖国的重托，告别亲人远赴他乡，勇敢面对疫病痼疾、战争动乱，克服艰难困苦，坚守工作岗位，以精湛的技术，忘我工作，救死扶伤，用生命谱写了一曲崇高的生命礼赞。

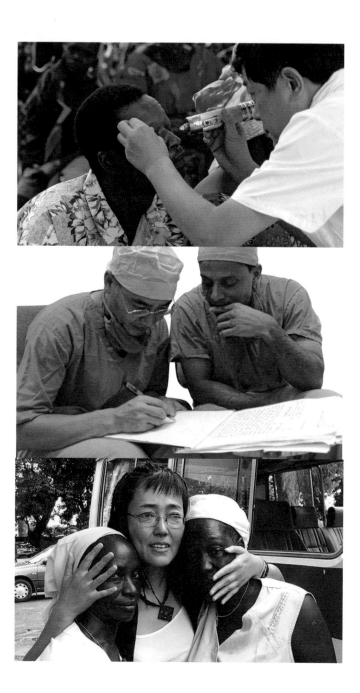

　　大家远离祖国和亲人，克服了种种困难，以实际行动铸就了"不畏艰苦、甘于奉献、救死扶伤、大爱无疆"的中国医疗队精神，展示了中国人民热爱和平、珍视生命的良好形象。大家的辛勤工作和无私奉献，加深了中国人民同广大发展中国家人民的友谊，为推进人类和平与发展的崇高事业作出了贡献。你们不仅是医疗卫生战线学习的榜样，也是全国各行各业学习的榜样。

——习近平

　　一代又一代援外医务人员牢记党和国家重托，发扬国际人道主义精神，远离祖国和亲人，克服重重困难，用精湛的医术、高尚的医德、无私的奉献，竭诚为受援国人民服务，为祖国赢得了荣誉。援外医疗工作的开展，对维护受援国人民健康、促进受援国卫生事业发展、增进我国同受援国之间的友谊，发挥了不可替代的作用。

——李克强

一、医疗合作成果丰硕

截至2018年7月,中国先后向非洲、亚洲、欧洲、美洲、大洋洲的71个国家累计派遣援外医疗队员约2.6万人次,诊治患者约2.8亿人次,1809名队员获得受援国政府授予的总统勋章等荣誉。目前,中国有1095名医疗队员在56个国家的111个医疗机构中为受援国人民提供无偿的医疗卫生服务,为促进人类健康和世界和平作出了卓越贡献。

全国有27个省(区、市)承担着派遣援外医疗队的任务。援外医疗队的专业组成多样,以内、外、妇、

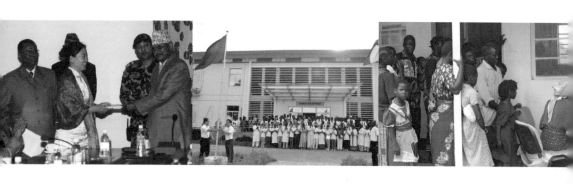

儿等临床科室为主，既有西医，也有中医，既有普通专科，也有脑外科等高端专业。医疗队员一般一年至两年轮换一次，费用主要由中国财政承担。随着医疗队的派出，中国每年还向受援国赠送部分药品和医疗器械。

50多年来，一批又一批援外医疗队远离祖国和亲人，在各受援国政府和人民的支持下，克服困难，全心全意为广大发展中国家人民提供优质医疗服务。他们不仅治愈了大量传染病、常见病和多发病，还成功开展了心脏手术、肿瘤摘除、断肢再植等高难度手术，挽救了许多生命垂危的病人。他们不仅利用现代医疗技术，还利用针灸推拿等中国传统医药技术以及中西医结合的诊疗办法，诊治了不少疑难重症。他们不仅承担了所在医院的主要诊疗任务，还通过临床带教、共同手术、举办专题讲座和培训班等各种形式，向当地医务人员传授医疗技术，为受援国培养卫生人才，留下了一支"不走的医疗队"。

163

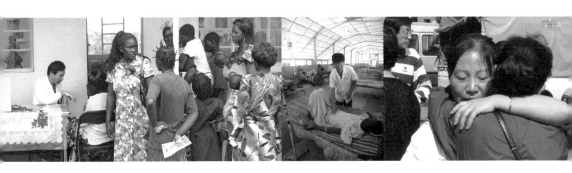

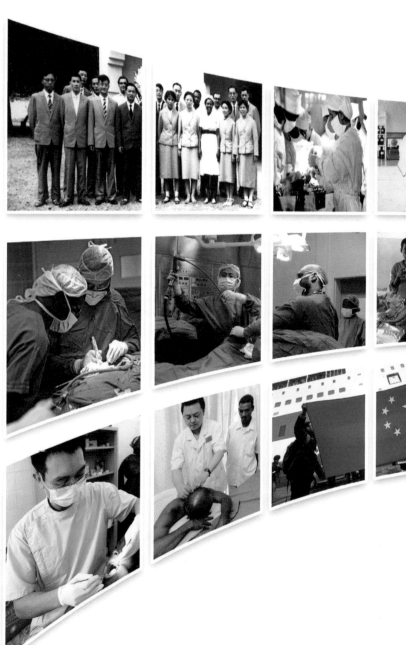
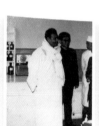
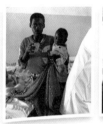
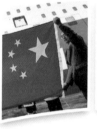

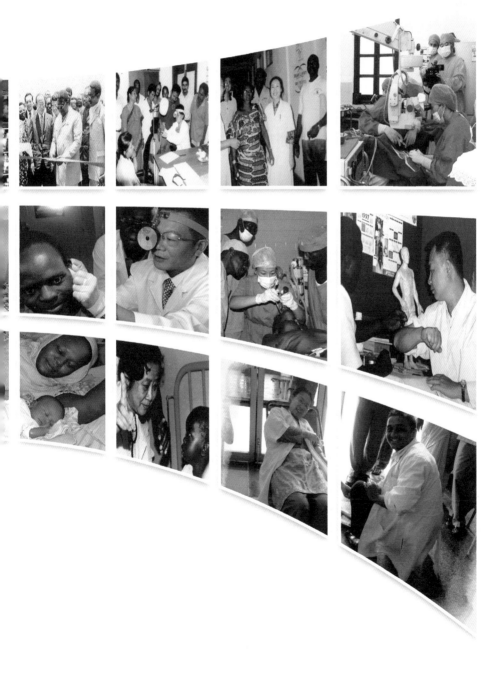

二、援外创新工作蓬勃发展

随着世界经济格局的变化，广大受援国卫生需求也在发生变化，双方合作进一步深化。自2015年起，中国政府开展了一系列的援外创新探索。

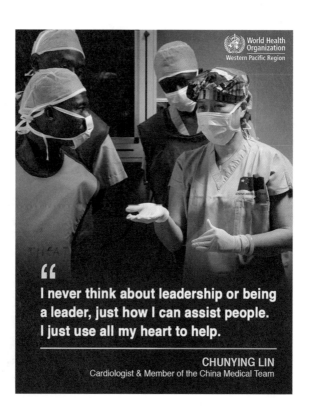

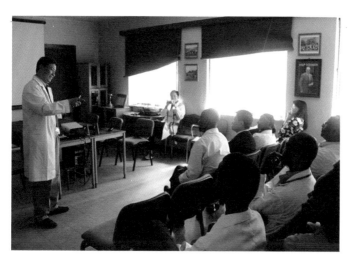

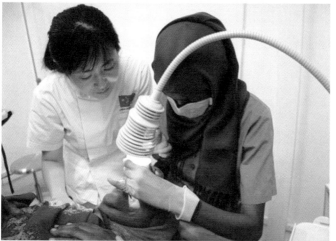

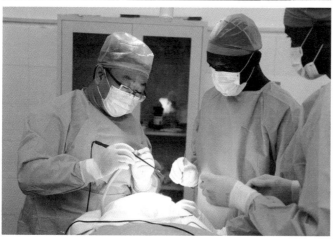

截至2018年7月，已有22个国家的医院与中国的医疗机构建立了心血管科、重症医学等近20个重点专科领域的25项对口合作。自2015年以来，共派出55批次累计320人次的医疗专家赴对口合作国的医院开展80次义诊，在外实施3445台手术，治愈当地患者20383名，在外开展69次健康教育宣讲、惠及5513人次。

已邀请51批次累计205人次的外方人员来华参加培训进修。培养了一批能够独立开展新技术的医务人员，促进医院重点学科领域的医疗服务能力和管理水平上一个新的台阶。

在毛里塔尼亚、吉布提等17个国家开展了24次"光

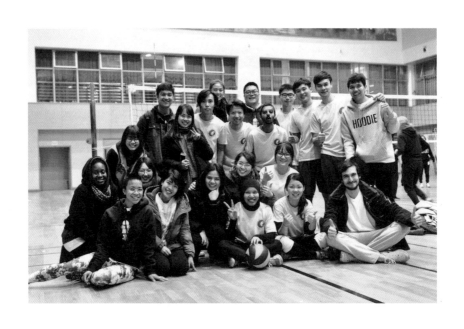

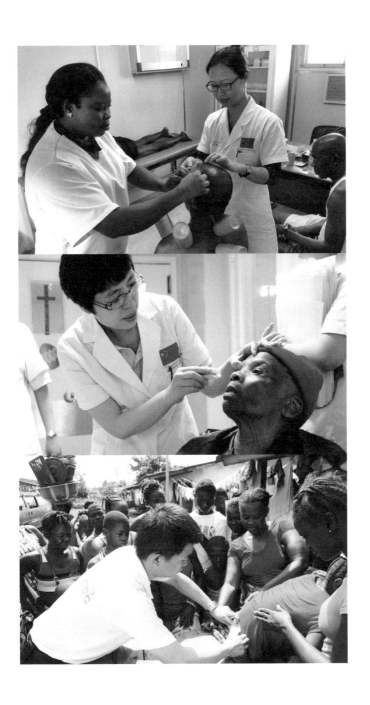

明行"眼科义诊活动,实施5565例白内障复明手术。已
与塞拉利昂、津巴布韦等6个非洲国家开展了妇幼健康
合作,累计实施723例手术,培训非洲当地医务人员743
人次。

三、公共卫生合作逐渐深入

积极主动参与应对境外公共卫生危机。2014年年
初,部分西非国家暴发了埃博拉疫情。中国政府高度
重视,分四轮提供了7.5亿元人民币人道主义援助,派
出1200多名医务人员,以多种方式支持西非国家抗击疫
情,同疫区国人民并肩战斗,实现"打胜仗、零感染"
的目标,取得抗击埃博拉疫情的全面胜利,赢得国际社

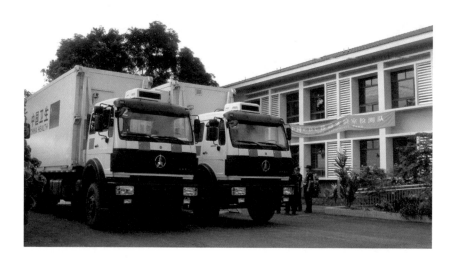

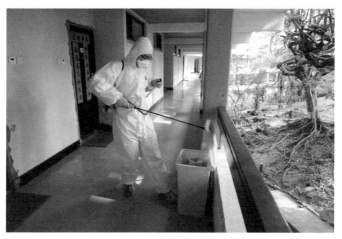

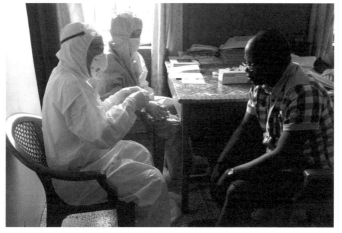

会的广泛赞誉。此后，中国还陆续派出公共卫生专家赴安哥拉、圭亚那、马达加斯加等国支持应对和防控黄热病、寨卡、鼠疫等传染病。

主动谋划公共卫生援非方案，积极落实中非卫生合

172

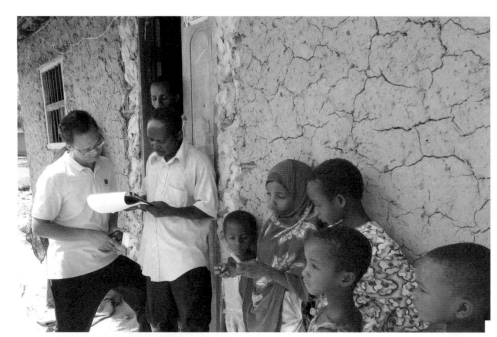

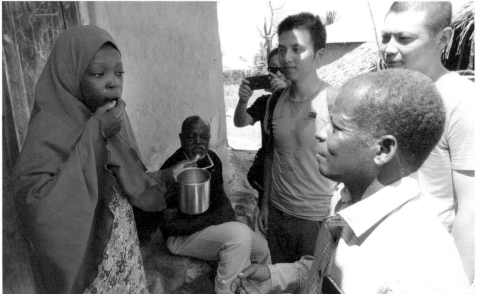

作新举措。支持非洲疾控中心建设，在塞拉利昂建立实验室，与非盟一起设计非洲疾控中心总部，参加疫情防控研讨会等，为总部和区域合作中心培养人才，并且提供技术支持。此外，中国与科摩罗等国合作开展疟疾防控项目，与坦桑尼亚、世卫组织合作开展的血吸虫病、疟疾防控的试点项目都取得积极的成效。

2013年，习近平总书记在刚果（布）接见援外医疗队时，总结提炼出"不畏艰苦、甘于奉献、救死扶伤、大爱无疆"的中国医疗队精神。援外医疗队被誉为"白衣使者""南南合作的典范"和"最受欢迎的人"，成为中国与第三世界国家长期合作的典范。援外医疗队为促进受援国卫生事业的发展，提高人民健康水平和增进中国人民与发展中国家人民之间的友谊和信任，作出了杰出贡献。

未来，中国政府将积极落实对外承诺，继续派遣并优化医疗队、开展短期项目、深化对口医院示范合作并积极推动非洲公共卫生体系建设，通过人才培养、技术交流等方式，共同提升广大发展中国家人民健康卫生水平。

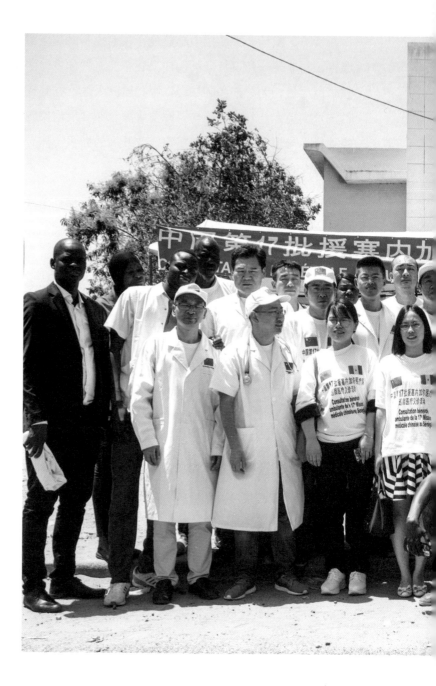

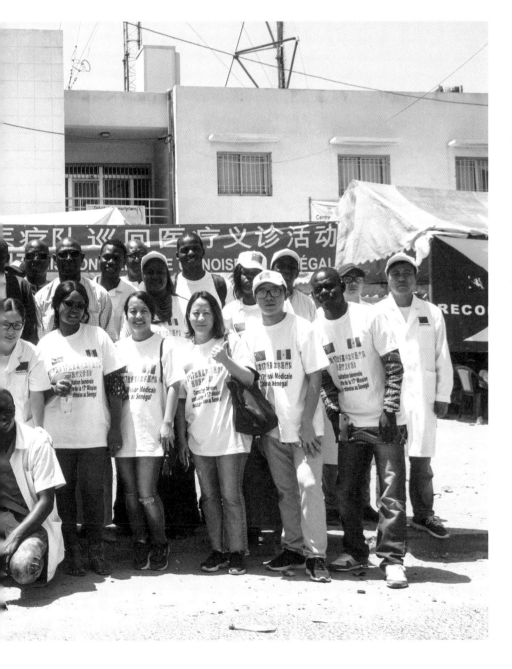

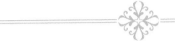

二、中国援外医疗的生动实践：
打赢生命保卫战

序

2014年埃博拉出血热疫情在西非暴发流行，使当地的公众健康安全和社会经济状况急剧恶化，对全球公共卫生安全构成严重威胁。疫情迅速波及非洲、欧洲、美洲3大洲9个国家，构成国际关注的突发公共卫生事件。截至2015年10月7日，疫情共导致全球28457人感染，11312人死亡。

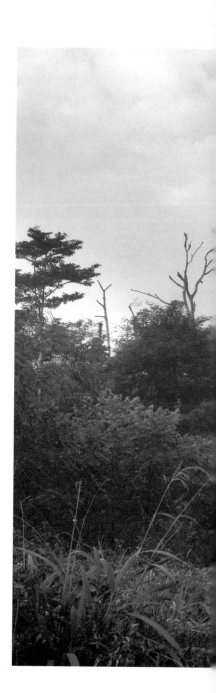

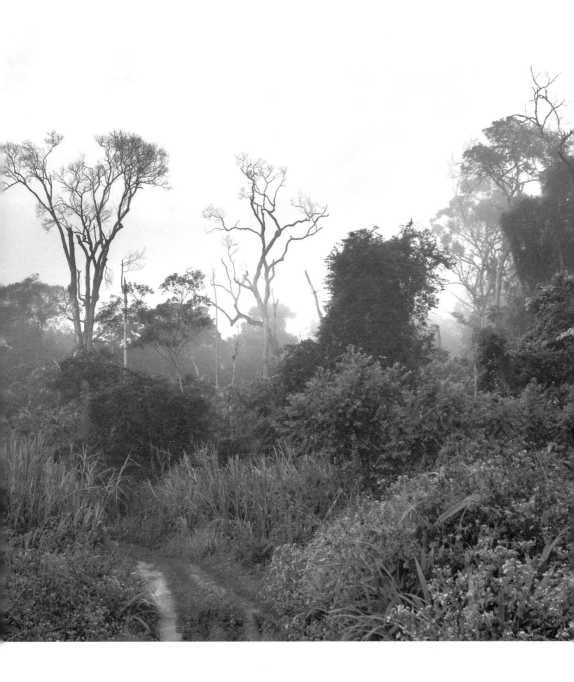

　　面对这场严峻的全球公共卫生安全危机，党中央、国务院审时度势，迅速做出决策部署，加强国内防控和援非抗疫两条战线的应对工作。相关部门和各地坚决贯彻中央指示精神，立即启动联防联控工作机制，连续四轮向西非提供价值约7.5亿元人民币的紧急人道主义援助，开展前所未有的最大规模的卫生援外行动。经过坚持不懈的艰苦努力，全面实现了国内"严防控、零输入"和援非"打胜仗、零感染"的既定目标，切实维护了人民群众的生命健康，赢得了国际社会的一致赞誉。

　　在这场没有硝烟的生命保卫战中，我国参与抗击埃博拉的各方人员与军地医疗队员相互配合，并肩战斗，发扬"不畏艰险，甘于奉献，救死扶伤，大爱无疆"的精神，为西非人民铸造起抵御"疫魔"侵袭的铜墙铁壁，铸造起捍卫生命安全的坚实防线，涌现了许多可歌可泣的先进人物和英雄事迹，值得永远铭记。

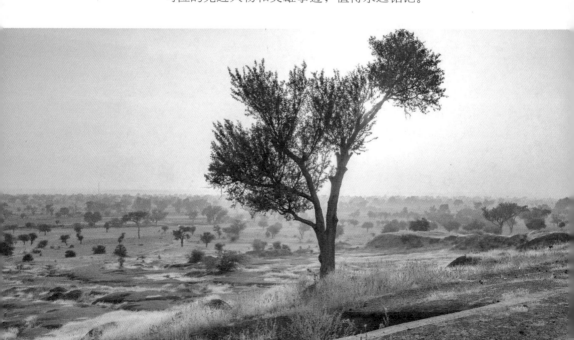

迅速部署

中非是风雨同舟的好伙伴、好朋友，支持非洲抗击埃博拉疫情是中国义不容辞的责任。

——习近平

非洲，自然景色神奇瑰丽，人民勤劳善良，她的独特魅力吸引着全世界人民的目光。然而，埃博拉疫情的肆虐，给美丽的非洲大地蒙上了一层阴影。危机时刻，中国政府和人民与非洲人民患难与共，风雨同舟，大力援助西非抗击埃博拉。

西非部分国家暴发埃博拉出血热疫情以来，党中央、国务院从中非友好大局出发立即做出决定，全力援助非洲疫区国家抗击疫情。2014年8月初，国家主席习近平第一时间向几内亚、利比里亚和塞拉利昂元首致电表示慰问，表明中国坚决支持西非国家抗击埃博拉。李克强总理就疫情防控工作做出了重要部署，提出了明确要求。时任国务院副总理刘延东多次主持召开专题会议研究部署疫情防控工作。相关部门、地方和军队同受援国人民并肩奋战，帮助疫区国家控制疫情。同时，有关方面及时启动联防联控工作机制，有效防止疫情输入，保障我国广大人民群众生命安全和经济社会发展。

181

疫情发生后，中国政府第一时间向西非疫情国家伸出援手，除援助大量急需物资和现汇外，更是大规模、成建制地向西非疫区派出医疗卫生队伍。2014年8月11日，我国开始派出第一支公共卫生专家团队。

中国先后派出5批援塞拉利昂检测医疗队和3批援利比里亚医疗队赴疫区开展医疗救治工作，累计有近1200名军地医疗卫生人员前往西非疫区，与非洲人民并肩作战，共同抗击埃博拉，并成功实现了"打胜仗，零感染"的既定目标。

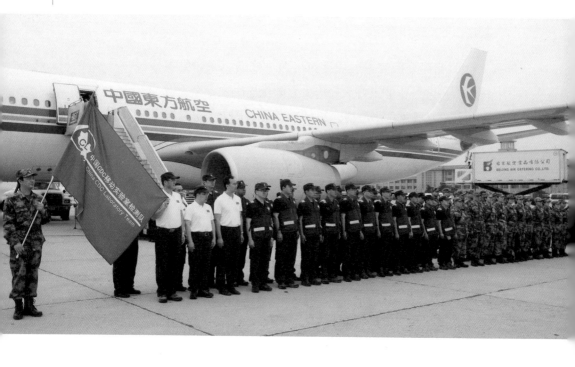

2014年9月16日，解放军302医院医护人员及中国疾病预防控制中心移动实验室检测队的专家，奔赴塞拉利昂抗击埃博拉疫情

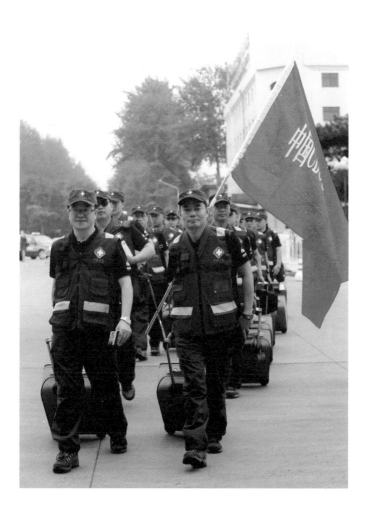

精准检测

2014年9月，中国迅速将移动生物安全三级实验室
运抵塞拉利昂并投入使用。2014年11月，应塞拉利昂需
要，仅用三个月的时间就建成了西非地区第一个固定生
物安全三级实验室。在由世界卫生组织和塞拉利昂卫生
部联合组织的考核中，中国病毒检测队的检测准确率达
到100%。截止到2015年6月底，共检测埃博拉病毒样本
8000份。

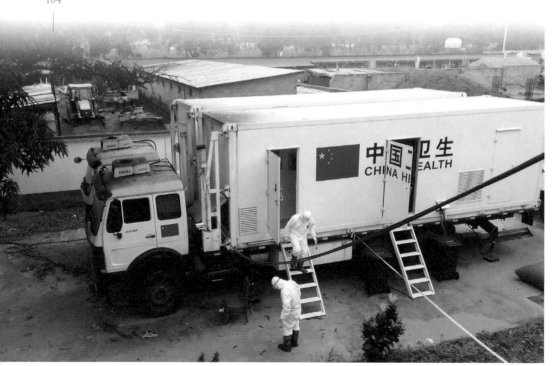

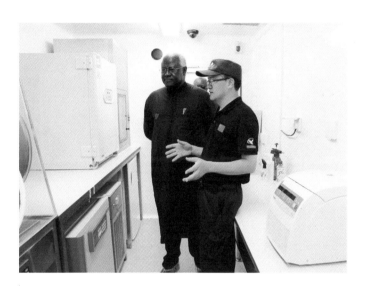

塞拉利昂总统科罗马参观我国自主研制的移动生物安全三级实验室

检测队员在移动生物安全三级实验室开展检测工作

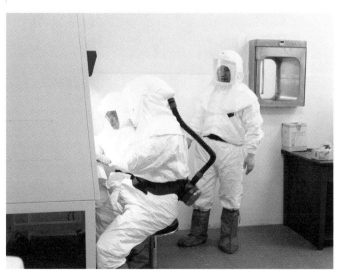

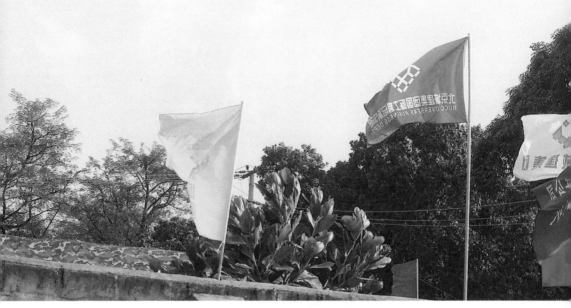

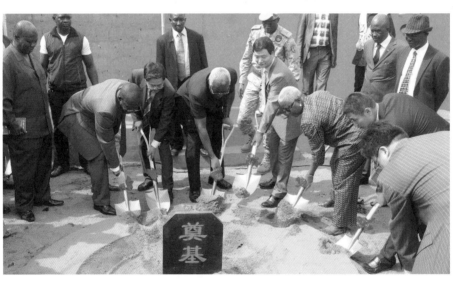

2015年1月，援塞拉利昂固定生物安全三级实验室竣工，中国高级代表团出席竣工仪式

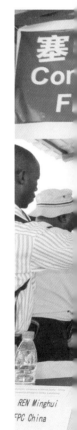

2014年11月20日，塞拉利昂总统科罗马、中国驻塞拉利昂大使和中国政府援非抗疫高级专员为中国援塞拉利昂固定生物安全三级实验室奠基

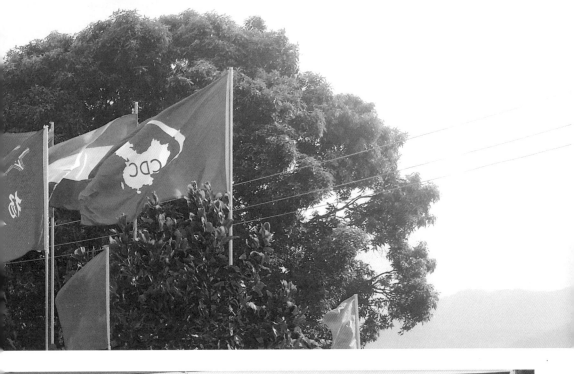

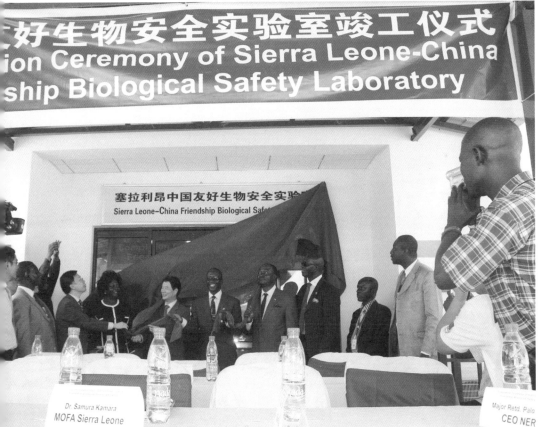

中国援非抗疫队伍高度重视院内感染控制和实验室安全管理工作。针对埃博拉出血热研究建立了有针对性的感染控制管理体系，包括三级防护标准、医务人员意外暴露感染处理等十余种防控方案，以及《穿脱防护用品流程》《患者管理制度》《护理操作流程》等68类243条诊疗制度，得到了包括美国在内的国际同行认可和引用。中国在塞部署的移动生物安全三级实验室和固定生物安全三级实验室，在世界卫生组织和塞卫生部联合组织的对多国援助实验室测评中，检测准确率达100%，获得国际同行的高度赞誉。

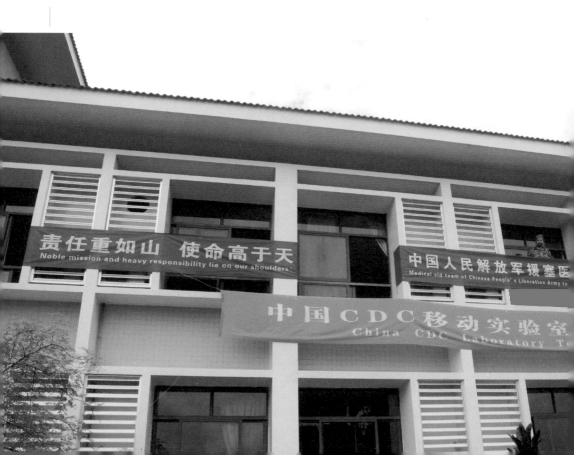

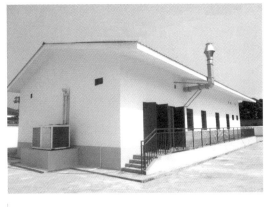

中国援塞固定生物安全实验室主体建筑

固定生物安全实验室启用第一天，队员们穿上防护服准备进入核心区做实验

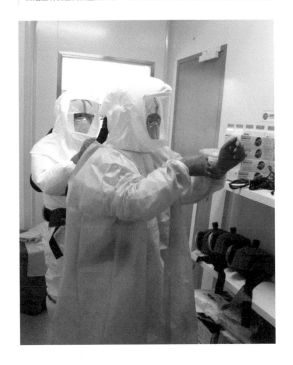

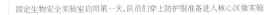

留观治疗

应疫区国请求，中国及时向塞拉利昂、利比里亚、几内亚3国及周边6国派出多批次累计近1200名医疗卫

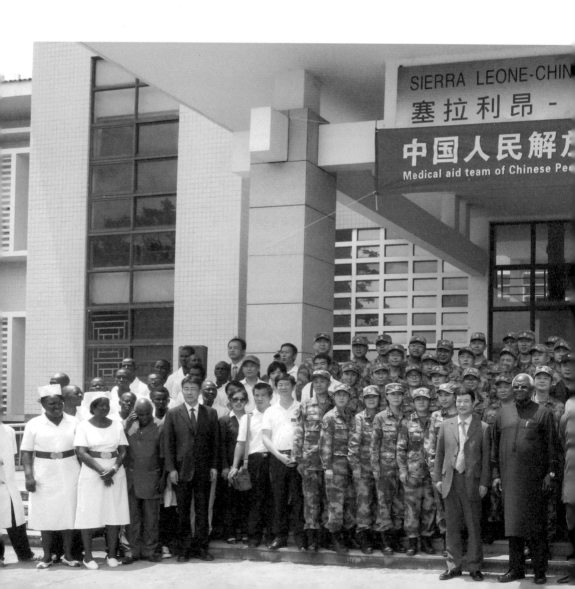

生人员，在疫区现场对埃博拉出血热病例实施留观和诊治。截至2015年6月，留观诊疗相关病例900余例。中国常驻援外医疗队坚守阵地，为当地提供医疗服务。

中塞友好医院埃博拉出血热留观中心落成，科罗马总统与中塞双方工作人员合影留念

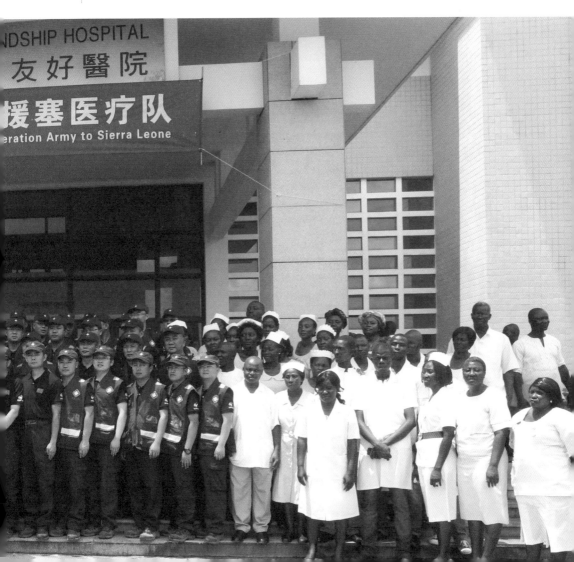

192

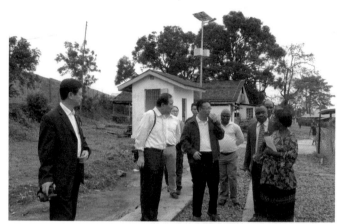

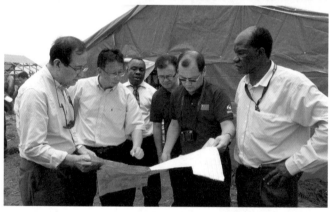

先遣考察组赴塞拉利昂对LAKA医院和治疗中心进行考察

　　中国仅用了不到一个月的时间，为利比里亚建成拥有100张床位、近6000平方米的当地最好的现代化传染病诊疗中心，并派出500余名医护人员，对埃博拉疑似患者开展留观，为确诊患者进行治疗。

中国援利埃博拉诊疗中心

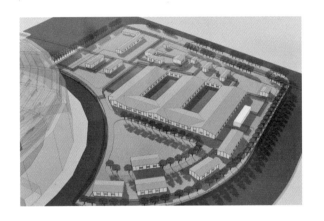

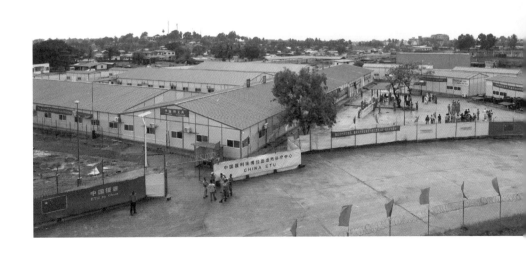

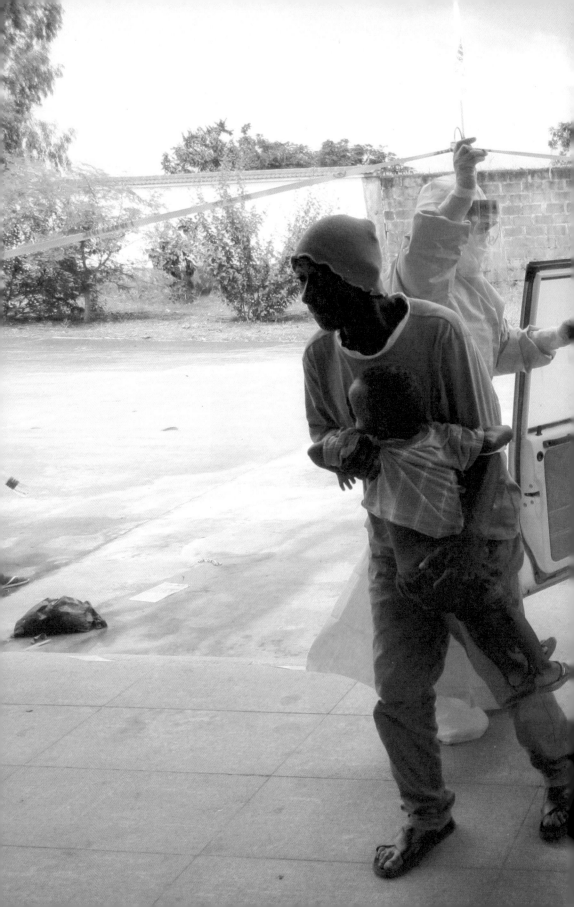

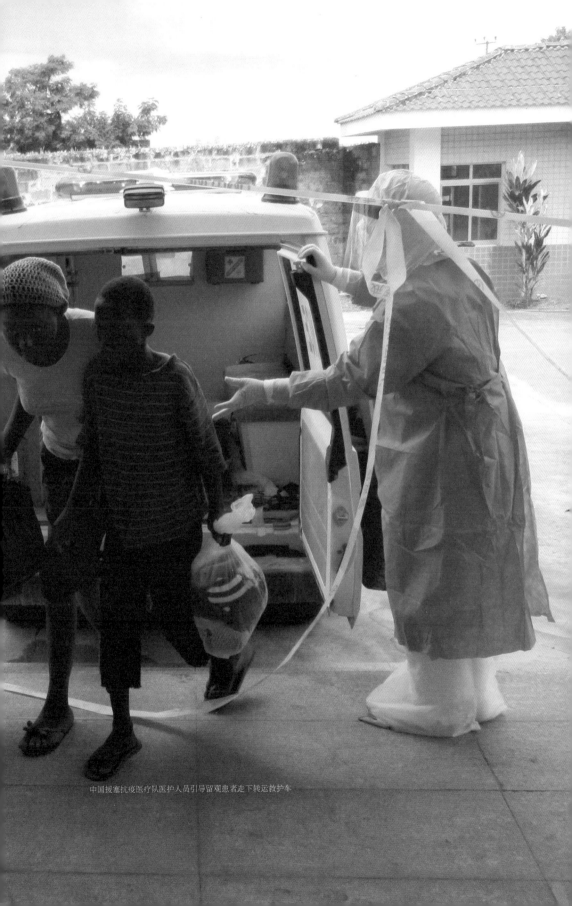

中国援塞抗疫医疗队医护人员引导留观患者走下转运救护车

中国援非抗疫医疗队主要工作包括接诊留观病人、诊疗护理在院病人、转出确诊病人、指导和监督塞方工作人员开展消毒防护工作、培训塞方工作人员、与塞国埃博拉疫情指挥中心协调标本采集、病人接转和尸体转运等。

图1：中国援塞抗疫医疗队交接转运患者
图2：护理人员为留观患者戴口罩

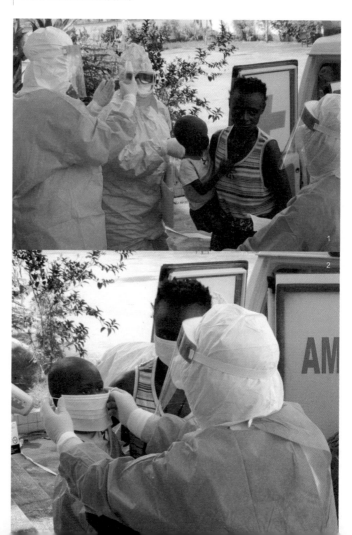

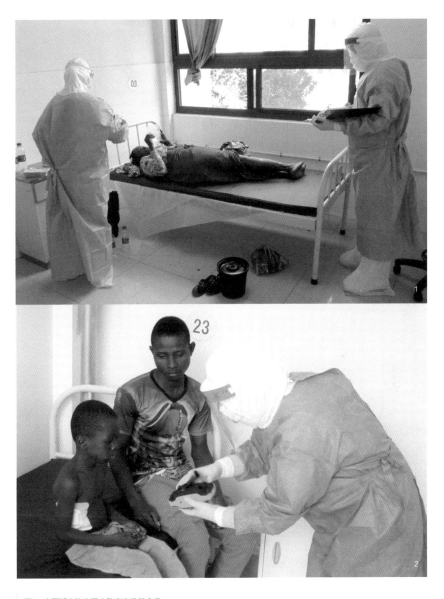

图1：中国援塞抗疫医疗队专家进行查房

图2：中国援塞抗疫医疗队为留观人员献爱心

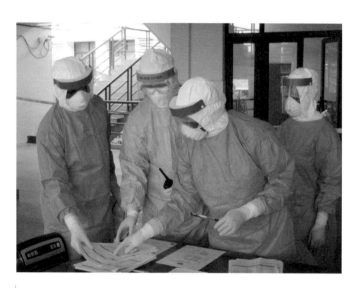

中国援塞抗疫医疗队专家研究治疗方案

中国援塞抗疫医疗队为埃博拉出血热确诊患者测血压

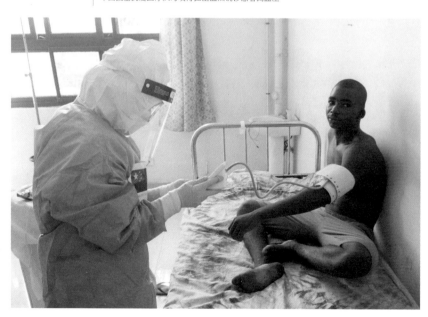

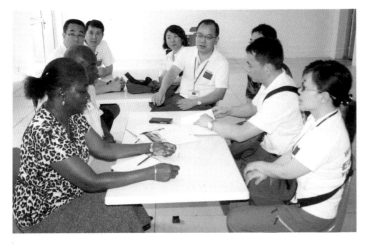

2015年3月16日，中国援塞抗疫医疗队与中塞友好医院塞方工作人员共同制定诊疗方案

2015年4月23日，中国援塞抗疫医疗队员在隔离区治疗埃博拉患者

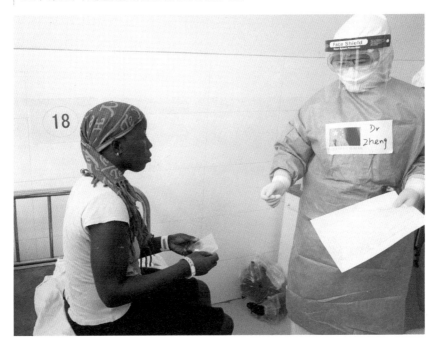

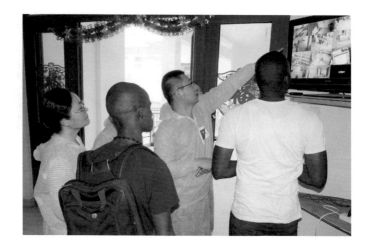

中国援塞抗疫医疗队与塞方工作人员共同严格管理埃博拉病房

严格按照埃博拉防治指南，合理划分工作区域，规范各项诊疗，确保医院安全运行

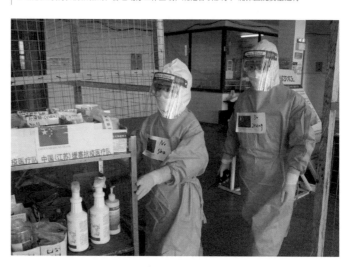

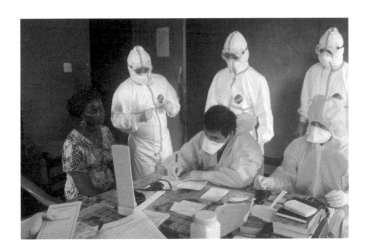

中国援塞抗疫医疗队接诊留观人员

中国援塞抗疫医疗队安慰患者

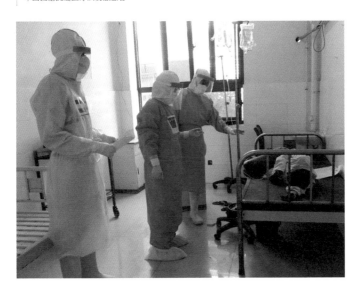

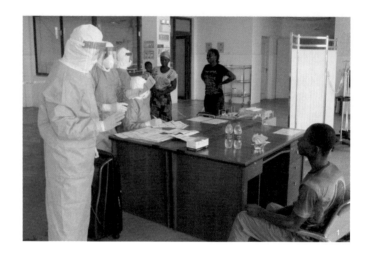

图1：中国援塞抗疫医疗队在仔细问诊患者病情

图2：中国援利抗疫医疗队为利方工作人员培训如何正确洗手

图3："我们共同应对埃博拉"

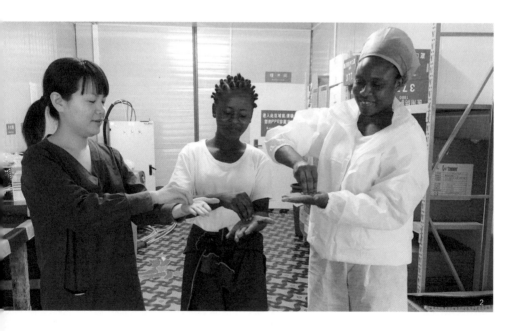

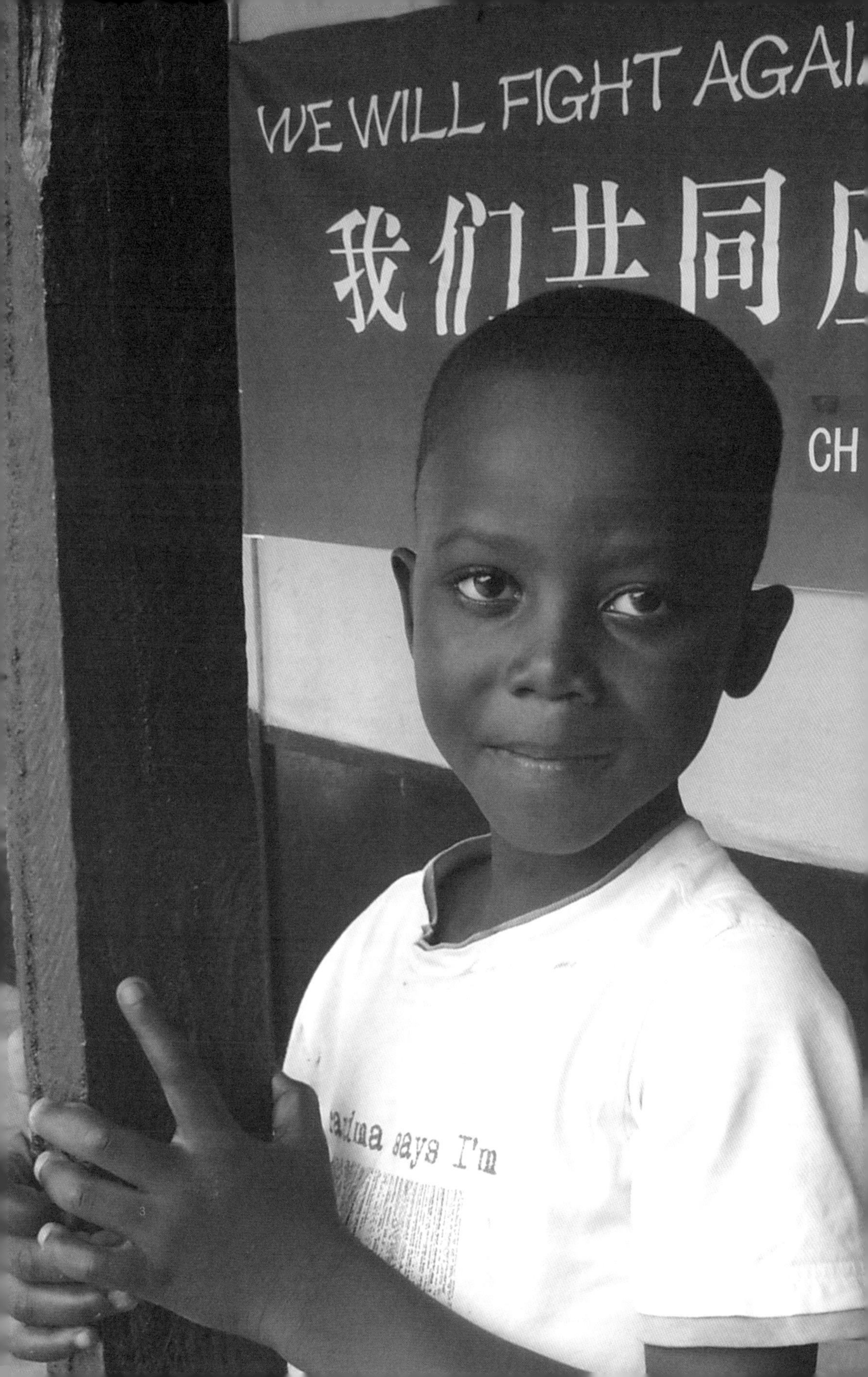

WE WILL FIGHT AGAI

我们共同尽

CH

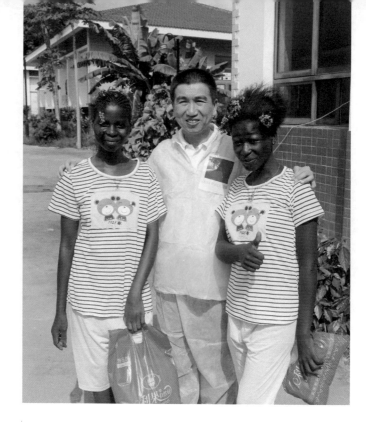

中国援塞抗疫医疗队队员和康复出院的妮可、玛利亚合影，为救治两人，医疗队付出了很多心血和汗水

　　面对肆虐的埃博拉病毒，在非洲国家工作的中国医疗队的医护人员们丝毫没有退却。他们坚守阵地，始终奋战在一线，为了西非人民的生命安全，他们只有一个信念，那就是：抗击病魔，挽救生命，救死扶伤，大爱无疆。这就是他们的真实写照。

　　为救治患者，医疗队队员付出了常人难以置信的心血和汗水。他们的辛苦付出，为埃博拉出血热患者带来了重生的希望和曙光。每当患者康复出院的时候，大家觉得这一切都是值得的。

　　2015年8月8日，塞拉利昂总统科罗马在弗里敦会见中国政府代表团团长、外交部部长王毅。

王毅表示，祝贺塞拉利昂在科罗马总统领导下取得抗击埃博拉疫情的决定性胜利，相信塞拉利昂一定能早日彻底消灭疫情。科罗马表示，塞拉利昂能在那么短时间内战胜埃博拉疫情，中国的快速务实帮助功不可没，再次证明中国是塞拉利昂的亲兄弟。塞拉利昂政府和人民衷心感谢中国领导人和中国人民。

2015年4月4日，中国援塞抗疫医疗队向康复出院的病人发放出院证明

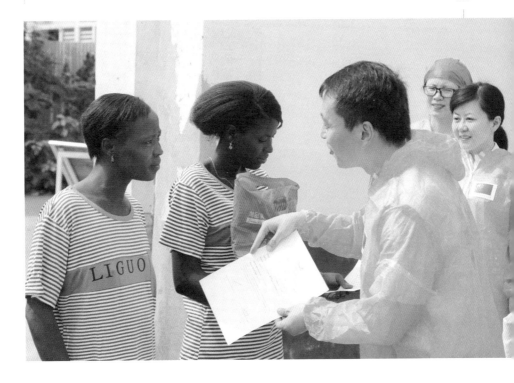

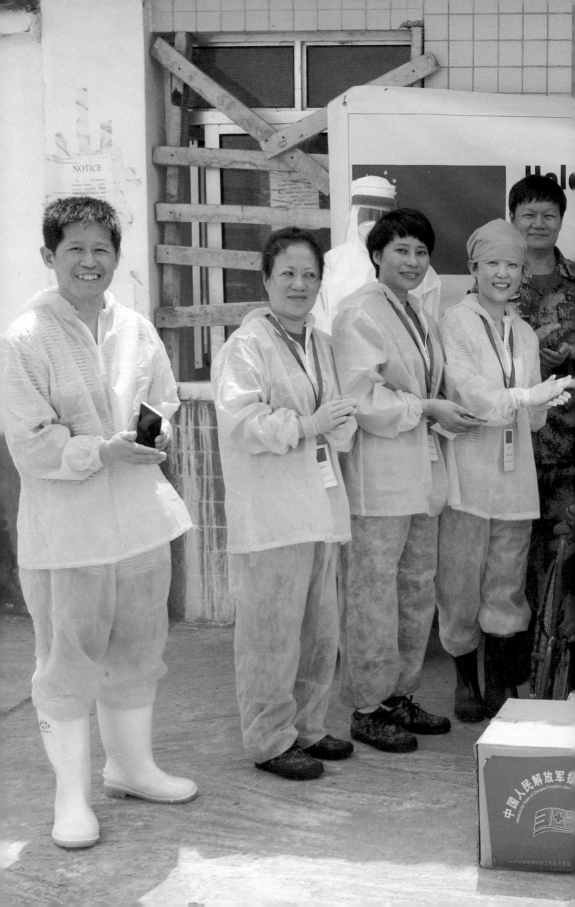

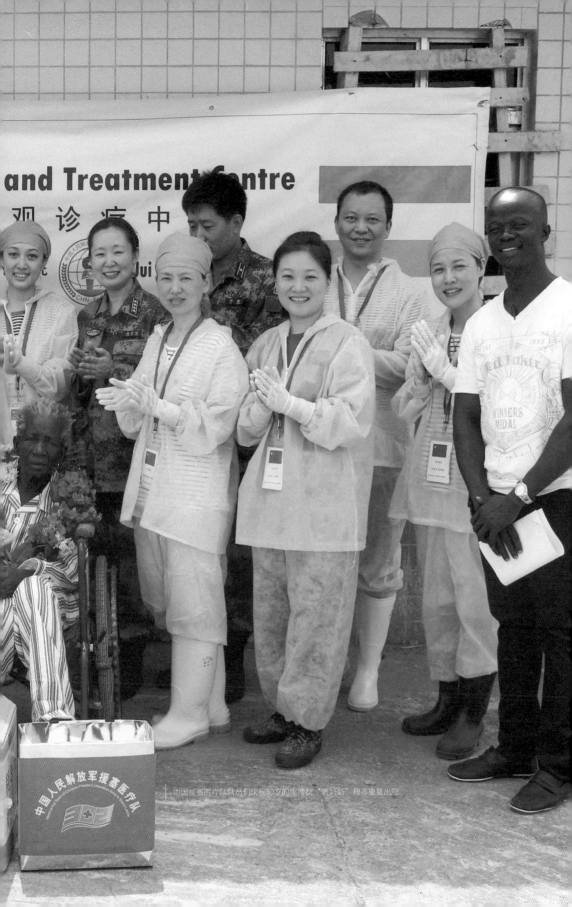

中国援塞医疗队队员们庆祝80岁的埃博拉"老奶奶"穆苏康复出院

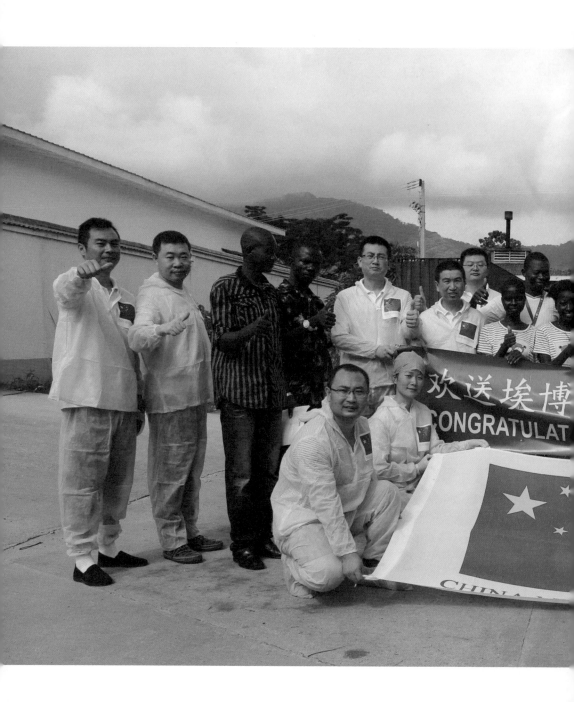

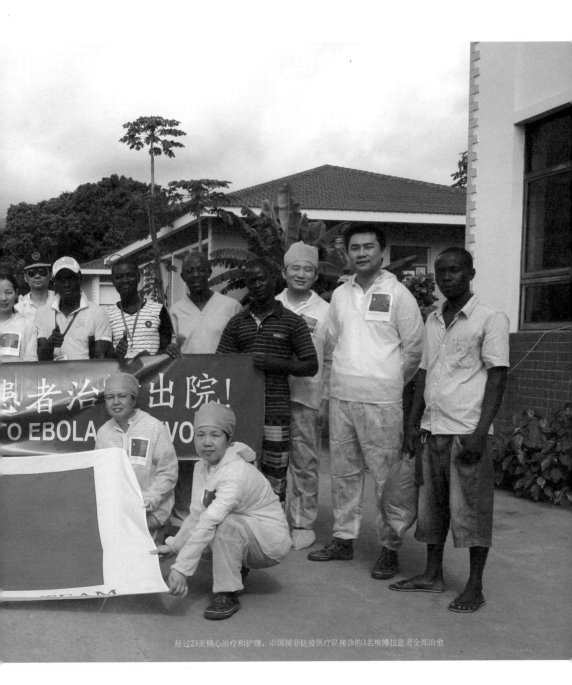

经过23天精心治疗和护理，中国援非抗疫医疗队接诊的3名埃博拉患者全部治愈

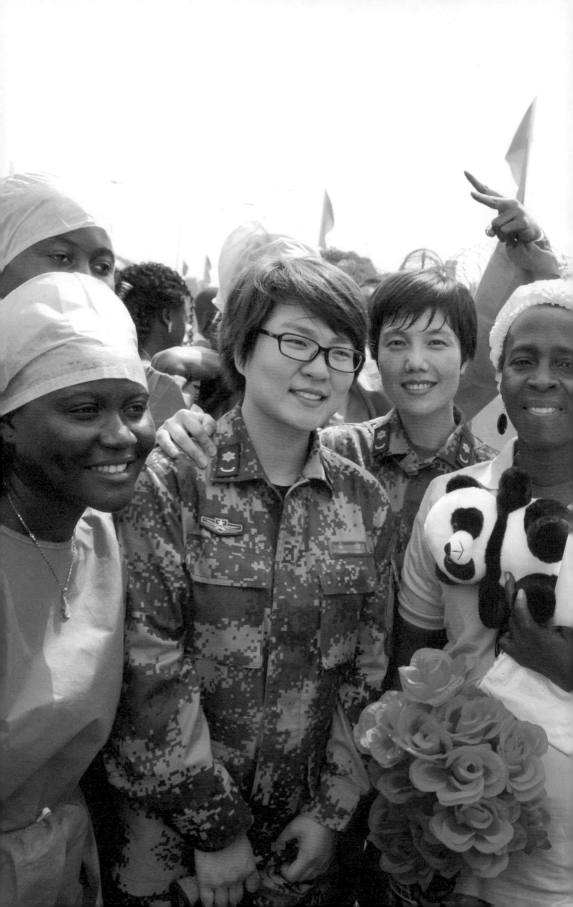

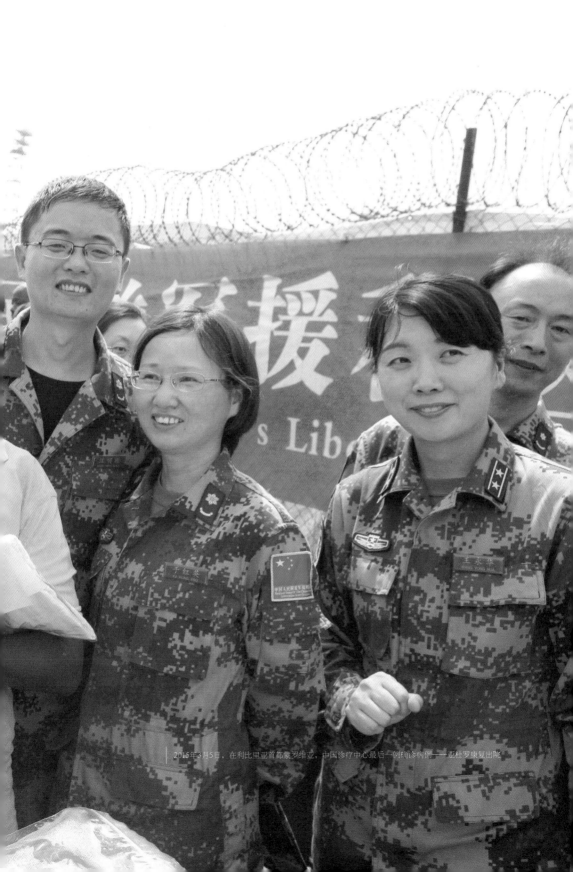

2015年3月5日，在利比里亚首都蒙罗维亚，中国诊疗中心最后一例确诊病例——亚杜罗康复出院

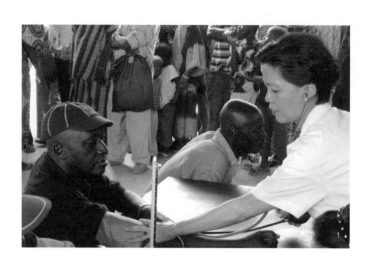

　　疫情发生后，我国常驻西非国家援外医疗队始终坚守疫区，为当地民众和驻外使馆、中资机构人员提供医疗服务并开展培训。中国人民解放军援塞医疗队、援利医疗队也积极加入这一行列。

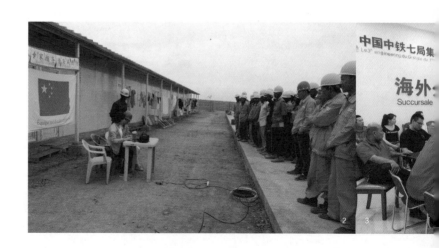

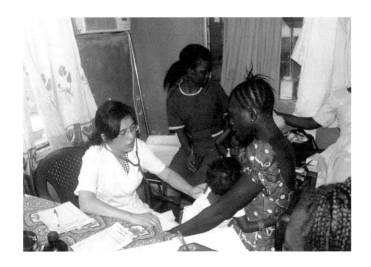

图1：中国援塞常驻医疗队为塞拉利昂博城当地民众进行义诊

图2：中国援刚果（金）医疗队在培训中资机构员工

图3：中国援刚果（金）医疗队在培训中资机构员工

图4：中国援塞常驻医疗队坚守阵地，为当地提供医疗服务

图5：中国医疗队对运输连进行培训

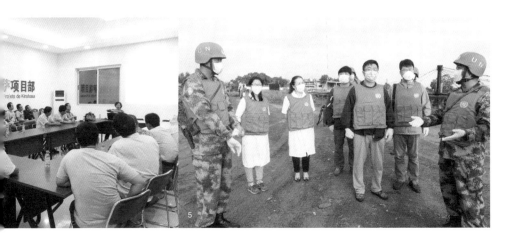

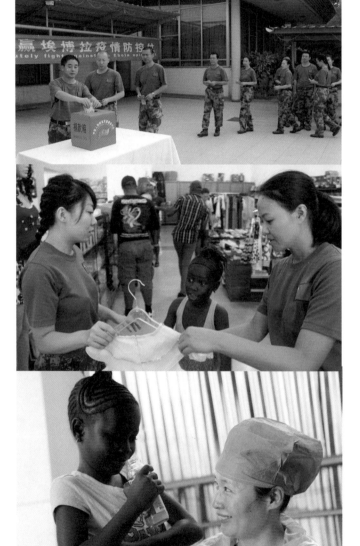

"中国妈妈"

小女孩雅尤玛当年只有9岁，她的妈妈感染埃博拉后不幸身亡。不久，她被送到塞中友好医院进行留观治疗。

中国援塞抗疫医疗队队员黄顺第一次看到雅尤玛时，她正躺在床上，身体非常虚弱，眼神忧伤而纯净，病魔似乎随时会把这个小女孩带走。"竭尽全力保护她、帮助她，绝不放弃，即使只有一线生机！"

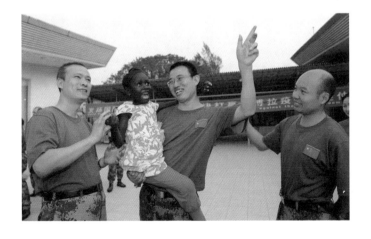

　　这个可爱的小女孩受到中国援塞抗疫医疗队队员们的悉心照顾，大家就像对待自己的孩子一样，在心里默默为她祈祷，甚至想到愿意替她生病。测量体温、按时喂药、补充水分、实时观察、掌握病情⋯⋯

　　有了中国援塞抗疫医疗队队员们的精心诊治和护理，雅尤玛一天天好了起来，最终康复出院。

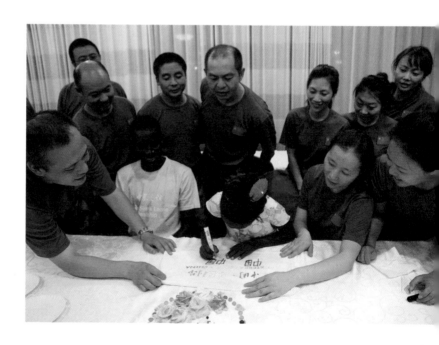

出院后的雅尤玛十分想念救治她的中国医生们。10多天后，在舅舅的陪伴下，她特意回来探望结下深情厚谊的医疗队队员们，队员们也很想念这个可爱的小女孩。短短的几天，聪明的雅尤玛学会了简单的汉语。她不仅能写出"中国"这两个汉字，还能用汉语管女性队员们叫"妈妈"——是的，那些拯救她生命的医疗队队员们，就是她的"中国妈妈"！

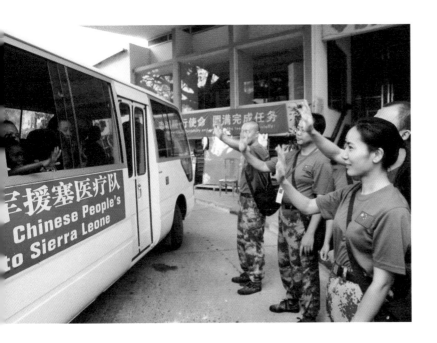

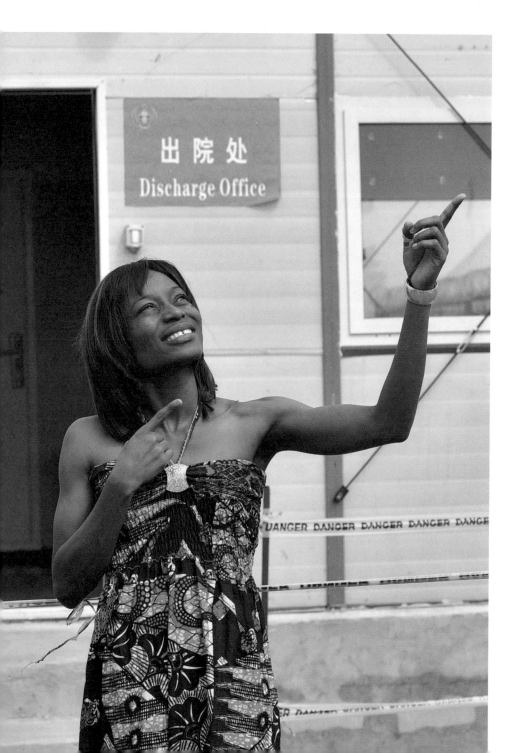

"让绝望的埃博拉患者燃起生的希望"

King曾是利比里亚全国乒乓球锦标赛的冠军。2014年11月，她在一次教堂祷告时不幸感染上了埃博拉病毒，朋友们都害怕她，躲避她。孤独无助的她被送进了中国援利诊疗中心。当时，她上吐下泻，内脏燥热，大汗淋漓，非常恐惧，她似乎"已经看到了死神的召唤"。

到中国诊疗中心就诊后，医疗队的医护人员千方百计化解她的紧张情绪，并精心研究确定治疗方案，有效遏制了可怕的埃博拉病毒对King的伤害。经中国诊疗中心全力救治，King得救了。并于2015年1月13日痊愈出院！

重获新生的King在出院一个月后回到诊疗中心，主动申请留在这里工作。King已经成为中国诊疗中心的一名抗埃勇士。她经常对同事说："非常感谢中国医生使我获得新生。我来这里工作，就是想用自己的亲身经历鼓舞那些仍在与病魔抗争的人，让绝望的埃博拉患者燃起生的希望。"

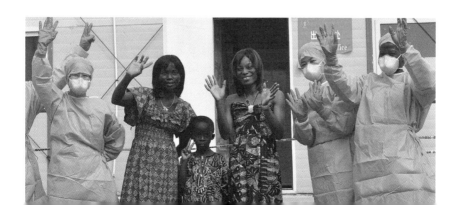

规范培训

自2014年11月起，中国疾控中心和北京、山西、黑龙江、浙江、福建、广东、四川、宁夏等相关省份先后派出近百名专家赴西非疫区3国和周边6国开展防控埃博拉出血热公共卫生师资培训，并积极发挥我援利解放军医疗队和驻相关国家援非医疗队的作用，累计培训医疗护理和社区骨干防控等人员近13000人，切实提升了当地埃博拉出血热防控技术水平和能力。

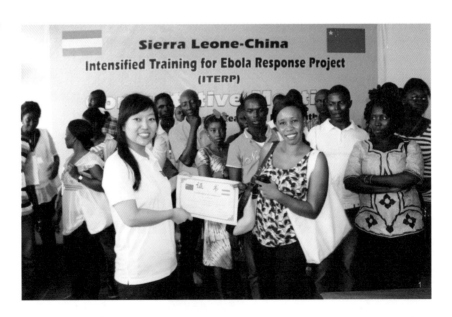

图1—图3：中国援塞拉利昂公共卫生师资培训队在塞开展培训工作

图4：为学员们精心准备的防治埃博拉宣传挂图与培训包

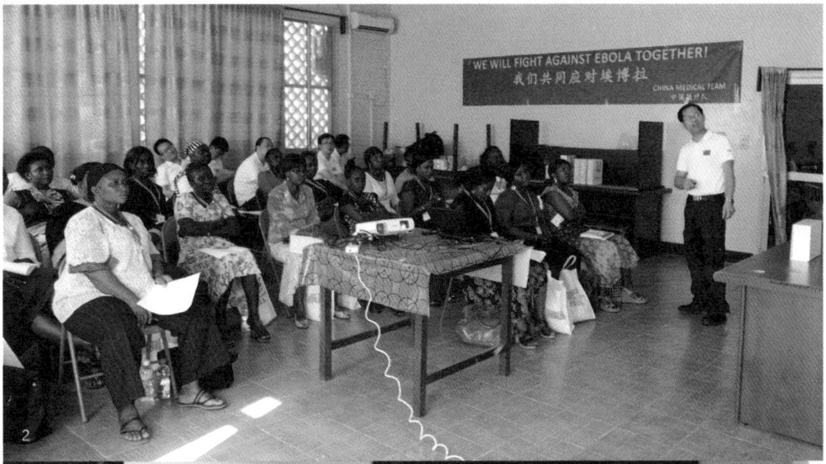
WE WILL FIGHT AGAINST EBOLA TOGETHER!
我们共同应对埃博拉
CHINA MEDICAL TEAM
2

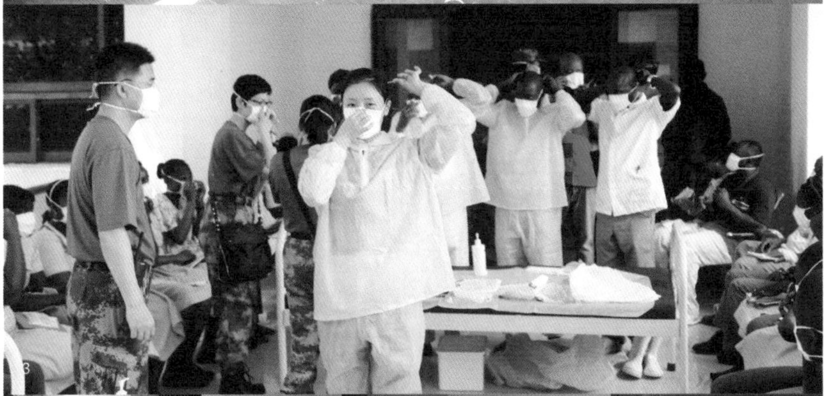
3

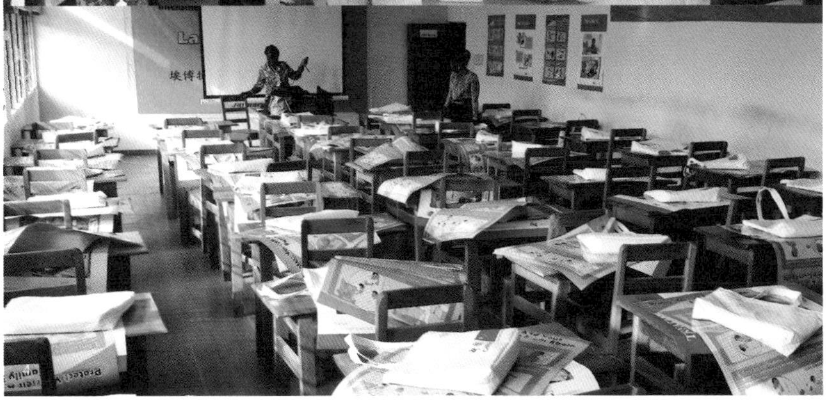

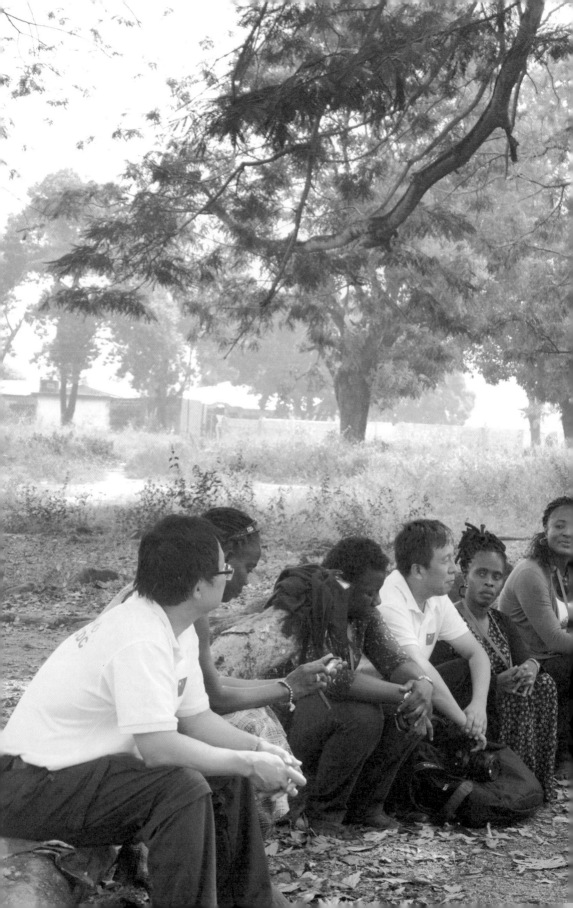

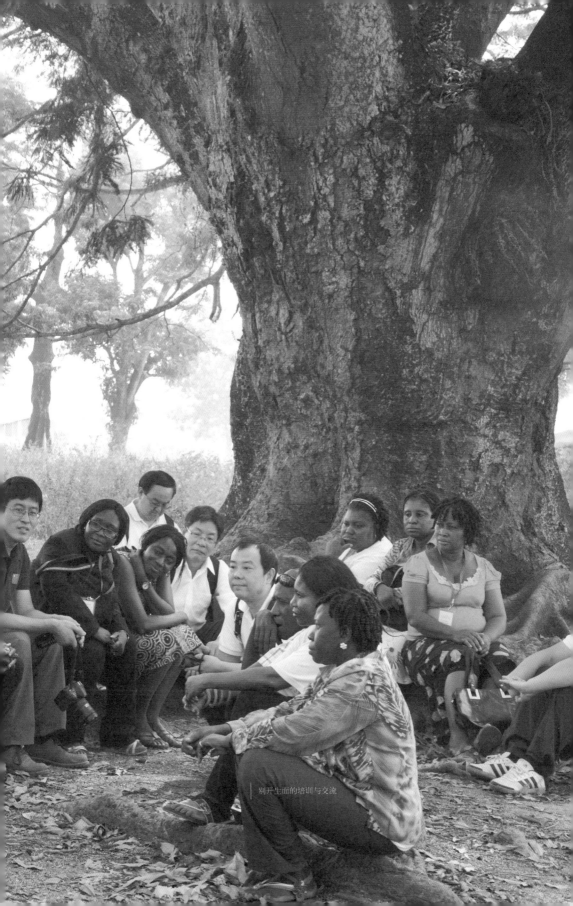

别开生面的培训与交流

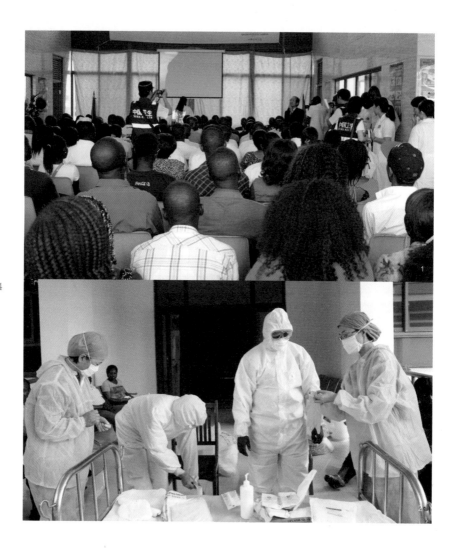

图1：在几内亚开展的埃博拉防控知识培训

图2：组织塞方医护人员进行防护用品穿脱流程培训

图3：2015年4月3日，第四批公共卫生师资培训队队员在大树下召开监测工作每周例会

图4：中国援加纳公共卫生培训队专家向学员示范正确的洗手方法

图5：2014年8月，中国援刚果（金）医疗队对中刚友谊医院医护人员进行埃博拉防控知识培训

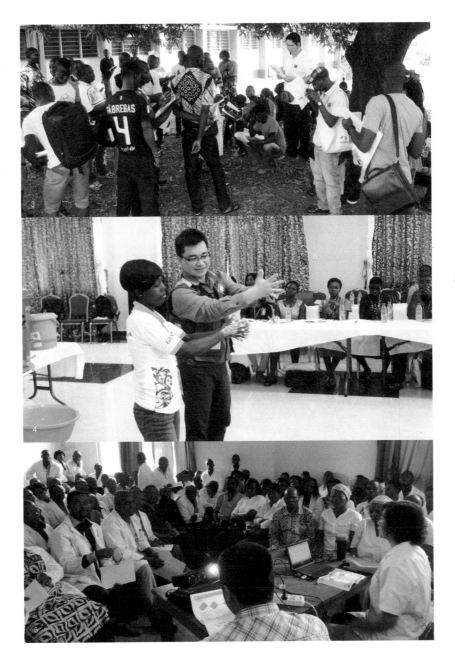

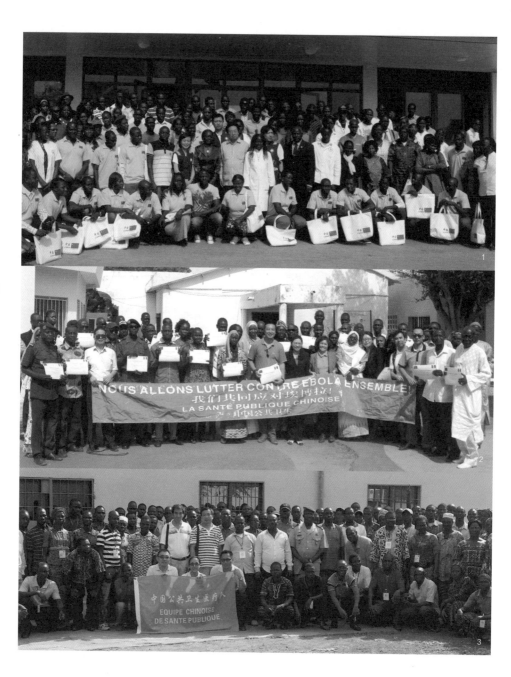

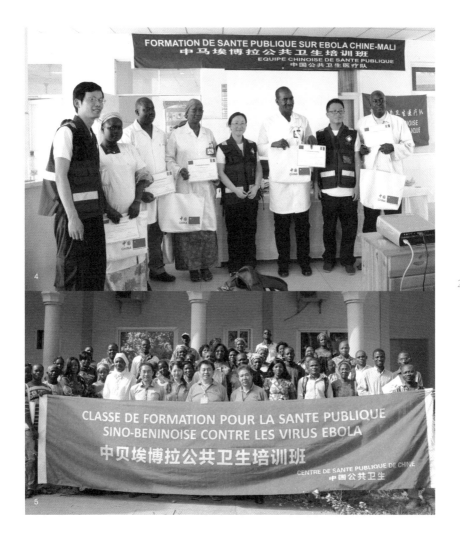

图1：中国援几内亚比绍公共卫生培训队开展培训

图2：中国援多哥公共卫生培训队开展培训

图3：中国援塞内加尔公共卫生培训队开展培训

图4：中国援马里公共卫生医疗队开展培训

图5：中国援贝宁公共卫生医疗队开展培训

228

中国援非抗疫医疗队在室内和户外开展了多种形式的健康宣传教育，提升了当地民众对埃博拉的认知。

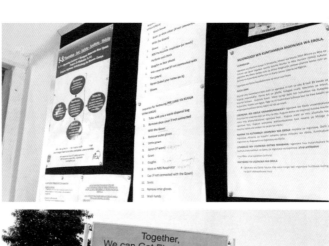

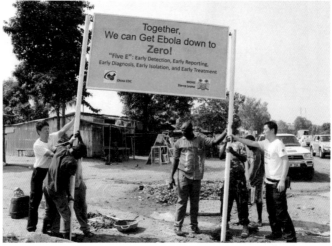

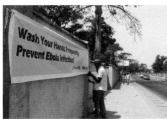

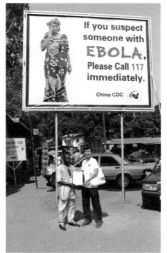

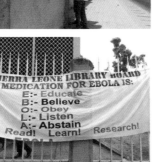

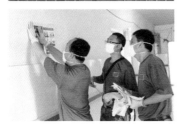

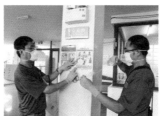

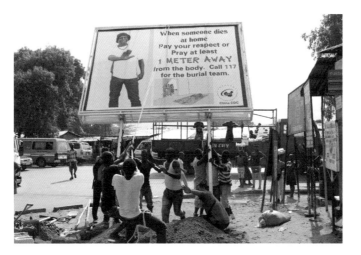

国内媒体积极宣传报道我援非抗疫，展示负责任大国形象。

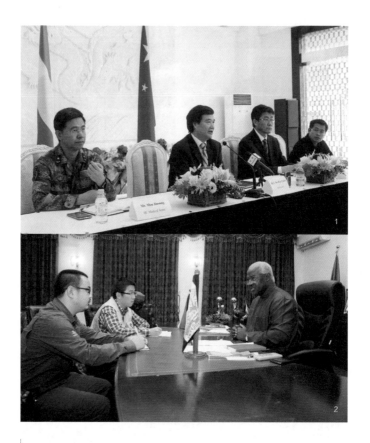

图1：举行新闻发布会

图2：新华社记者采访塞拉利昂总统科罗马，科罗马总统高度评价中国援非抗疫举措

图3：2014年8月，《人民日报》国际部记者在塞拉利昂首都弗里敦金哈曼路医院采访

图4：《人民日报》关于中国援非抗疫报道（2014年8月8日版）

图5：新华社记者探访埃博拉重疫区——塞拉利昂凯内马中心医院

图6：中央电视台记者在塞拉利昂疫区病房内采访

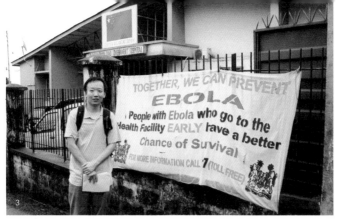

病毒肆虐非洲四国，已造成932人死亡

面对埃博拉，中国医疗队在西非坚守

本报赴塞拉利昂特派记者 张建波

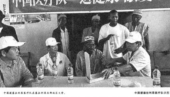

中国医疗队向塞拉利昂当地居民宣传防治埃博拉知识。

净化网络环境，英国屏蔽近两万网站

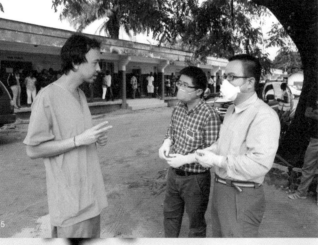

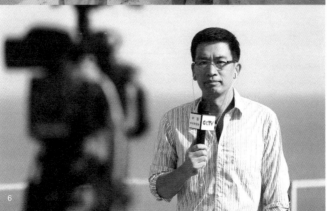

国外媒体也对中国援非抗疫的积极举措进行了采访报道。

向世界卫生组织专家代表团介绍情况

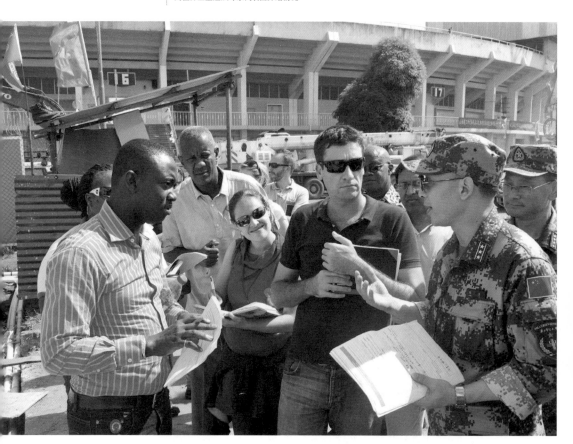

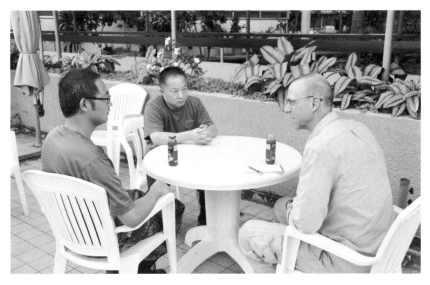

233

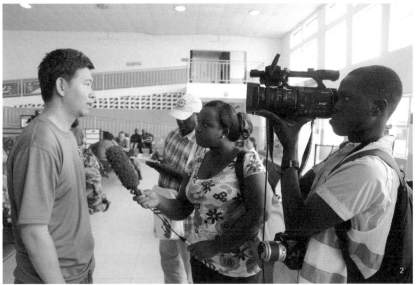

图1：接受美国媒体采访

图2：接受塞国媒体采访

无私捐赠

2014年4月，我国在第一时间向几内亚和利比里亚分别提供5万和2万美元现汇。

5月，再次紧急向几内亚、利比里亚、几内亚比绍、塞拉利昂4国各提供100万元的医疗防护物资，这是西非疫区国家接收的第一批外国援助资金及物资，在全球起到了引领作用。

8月，我国急疫区国之所急，率先行动，使用包机向几内亚、塞拉利昂、利比里亚3国运送价值3000万元共计80吨的紧急医疗防疫物资，有效缓解了当地防控压力。随后，依据所了解疫区国疫情防控迫切需求，又为疫区国紧急提供救护车、焚尸炉、防护服、粮食等防控

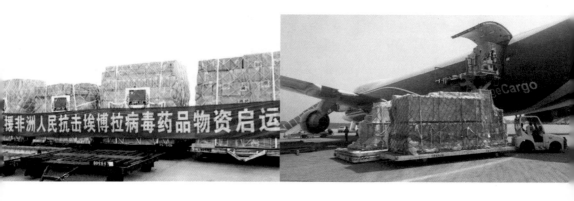

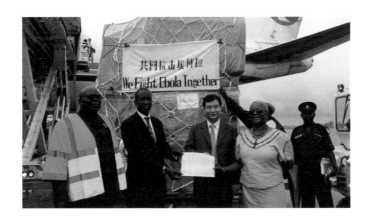

物资，以及现汇资金。

当时，我国已累计提供四轮总价值约7.5亿元人民币的紧急人道主义援助。

此外，我国还加大投入，启动了后埃博拉时期疫区国家恢复重建的援助项目。

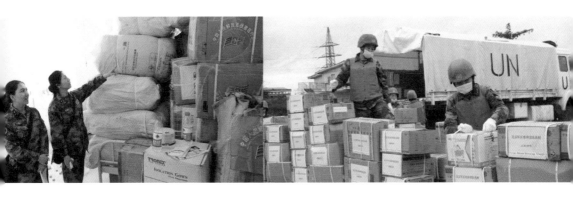

国际合作

我国坚持在联合国和世界卫生组织框架下开展援非抗疫行动，派员参加联合国埃博拉应对特派团和世界卫生组织等国际组织的疫情防控工作，积极在多边舞台传递中国经验。积极推动中非在公共卫生领域，尤其是突发公共卫生事件应对处置和突发急性传染病防控方面的技术交流与合作，并加强与疫区三国的疫情防控交流和合作。加强与美、英、法和南非等国家的合作，组织埃博拉出血热防控国际研讨会，推动全球公共卫生安全国际合作与交流。

236

中国援塞拉利昂医疗队与英国留观中心工作人员进行交流

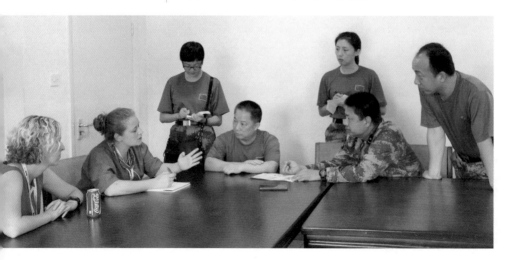

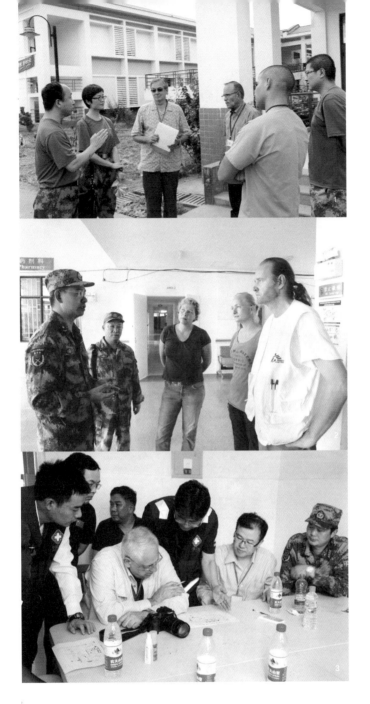

图1：古巴医疗队来中塞友好医院参观交流

图2：无国界医生组织医务人员来中塞友好医院参观交流

图3：援塞拉利昂实验室检测队与美国疾控中心专家讨论研究实验室改造方案

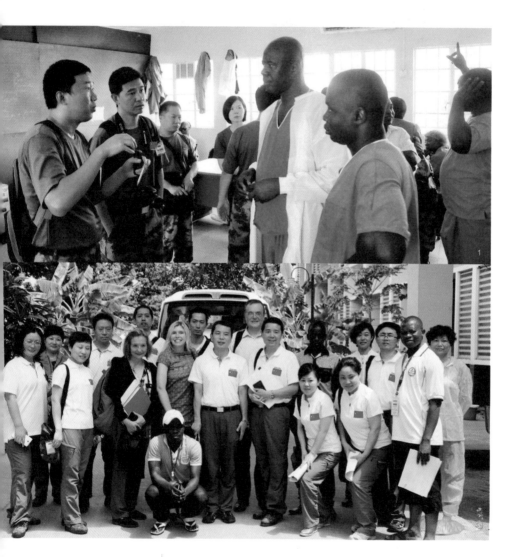

图1：中国援塞抗疫医疗队队员与弗里敦地区治疗中心医务人员交流

图2：2015年4月13日，中国援塞抗疫医疗队接待美国国立卫生院专家交流访问

图3：学习借鉴自制流程图

图4：中国援利比里亚医疗队与德国诊疗中心官员相互交流

图5：2015年4月8日，中国援塞抗疫医疗队接待英军援塞医疗队访问

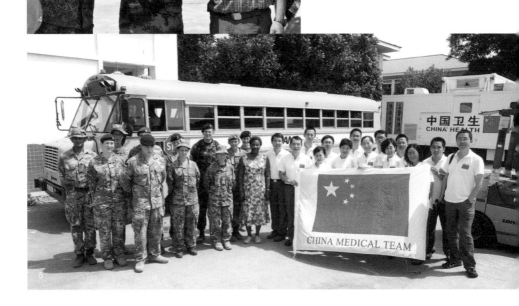

有力保障

　　之所以能够最终打赢这场没有硝烟的生命保卫战，是因为有着坚强的物质保障与精神支撑。从工作的方方面面到生活的点点滴滴，中国援非抗疫医疗队的医护人员都留下了光辉的印迹。

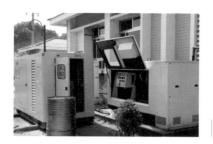

自供发电

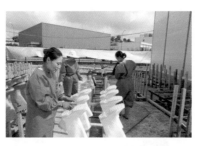

晾晒雨靴

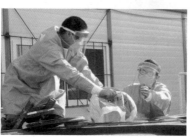

配制消毒液

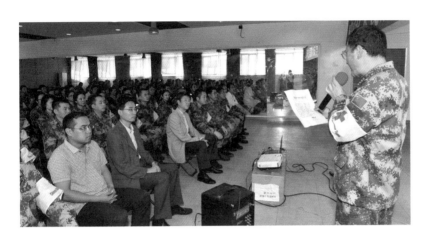

中国援非抗疫医疗队集中组织传达和学习习近平主席慰问信。习近平主席的慰问信给医疗队队员们增添了战胜危险和困难的信心。

规整物品

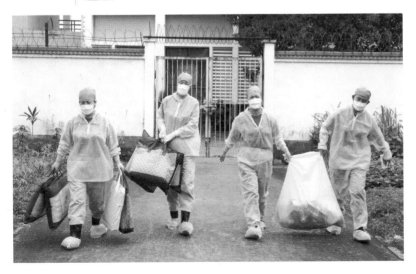

深厚友谊

在援非抗疫的战斗中，中国抗疫医疗队队员与受援国的医护人员及患者结下了深厚的情谊。他们患难与共、风雨同舟，在工作中互相学习，生活上互相关心，这是中非友谊的真实体现。

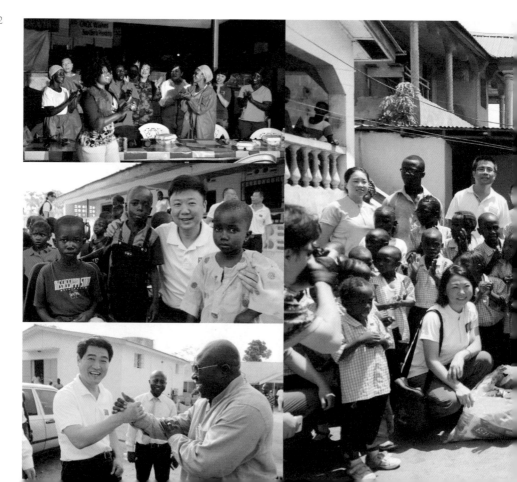

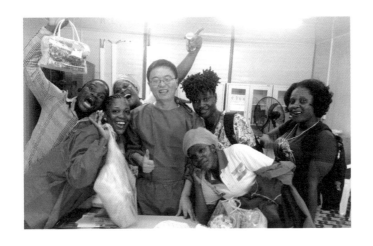

2015年5月8日，中国第四批援塞抗疫医疗队在塞拉利昂
Alice学校看望孤儿并赠送生活用品

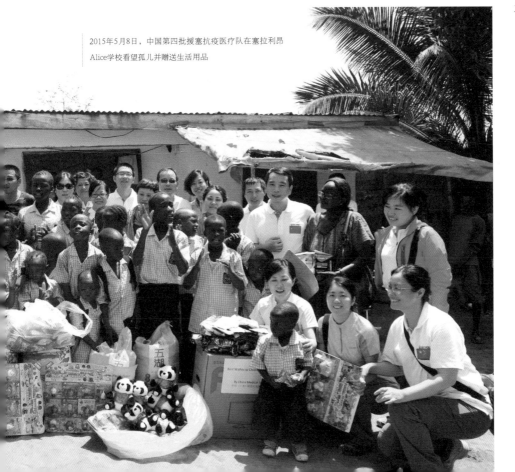

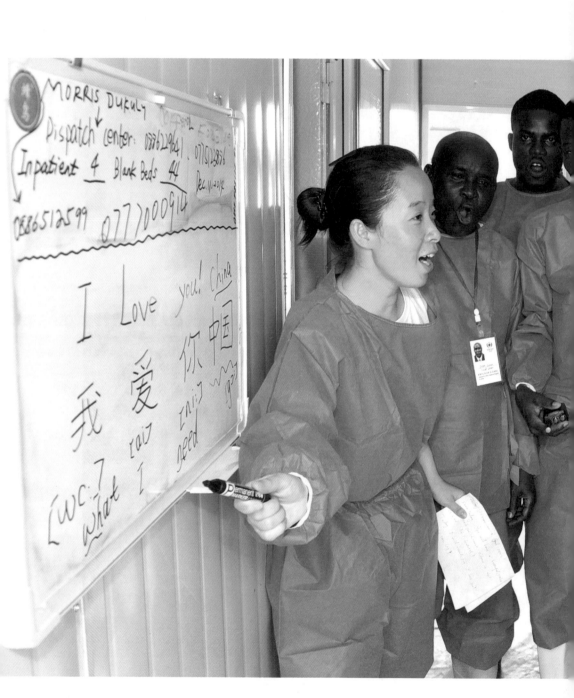

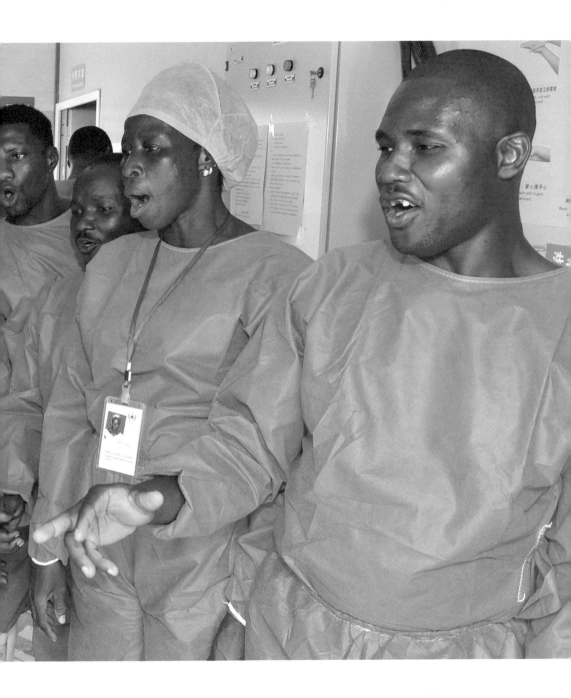

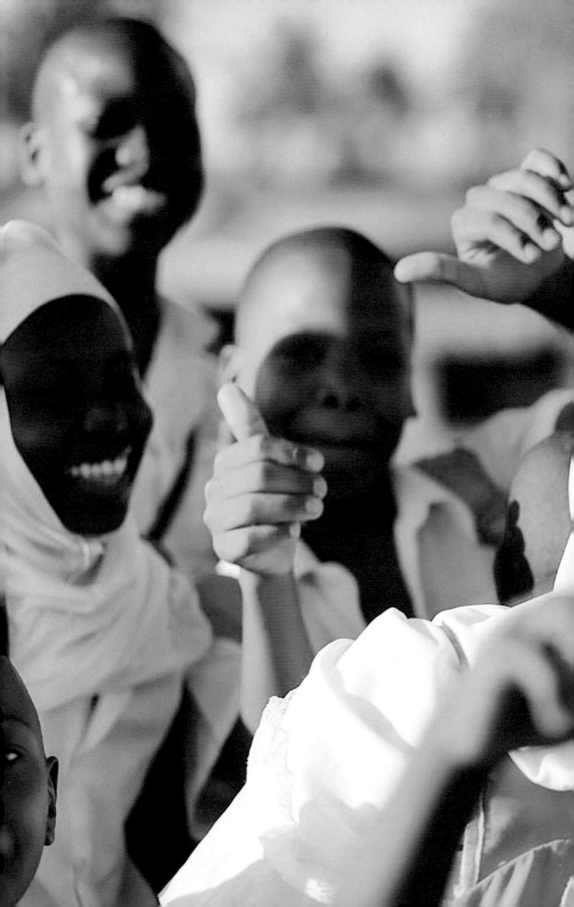

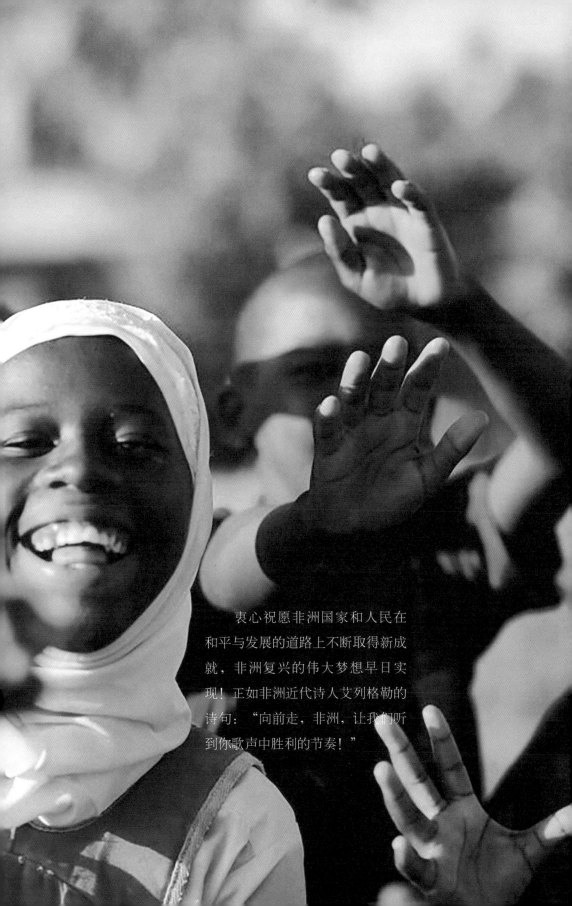

衷心祝愿非洲国家和人民在和平与发展的道路上不断取得新成就，非洲复兴的伟大梦想早日实现！正如非洲近代诗人艾列格勒的诗句："向前走，非洲，让我们听到你歌声中胜利的节奏！"

此次抗击埃博拉行动，充分证明了我国联防联控机制切实有效，具有独特优势和重要作用，值得我们认真总结经验，不断完善提高。同时，彰显了我国掷地有声的大国担当，我国人民无私奉献的大爱无疆。

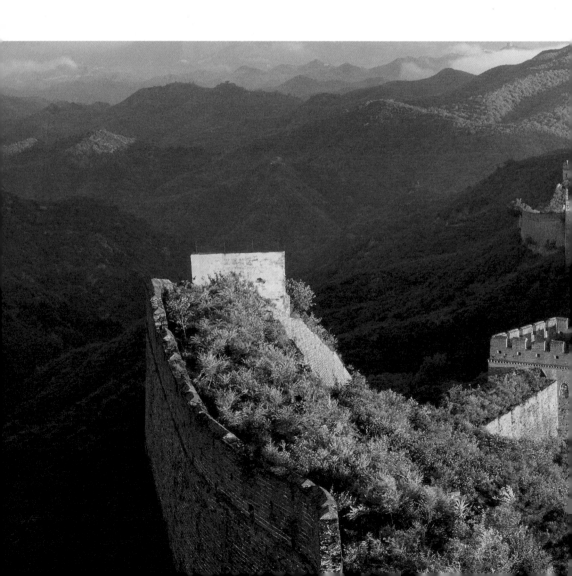

着眼于后埃博拉时代，我国还将尽一个发展中大国的责任，与有关国际组织及各国紧密合作，继续支持非盟疾控中心以及非洲各国家层面的卫生应急能力建设，携手共建全球公共卫生安全屏障，构建人类命运共同体。

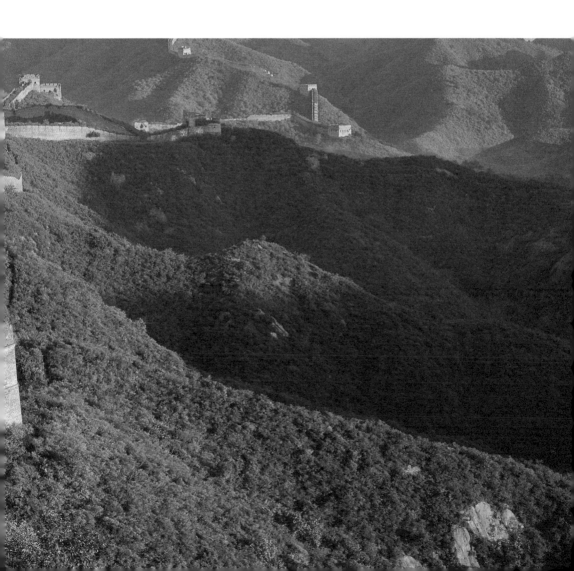

下　篇

中国卫生健康事业发展重要文件

一、"健康中国2030"规划纲要

目　录

序　言

健康是促进人的全面发展的必然要求，是经济社会发展的基础条件。实现国民健康长寿，是国家富强、民族振兴的重要标志，也是全国各族人民的共同愿望。

党和国家历来高度重视人民健康。新中国成立以来特别是改革开放以来，我国健康领域改革发展取得显著成就，城乡环境面貌明显改善，全民健身运动蓬勃发展，医疗卫生服务体系日益健全，人民健康水平和身体素质持续提高。2015年我国人均预期寿命已达76.34岁，婴儿死亡率、5岁以下儿童死亡率、孕产妇死亡率分别下降到8.1‰、10.7‰和20.1/10万，总体上优于中高收入国家平均水平，为全面建成小康社会奠定了重要基础。同时，工业化、城镇化、人口老龄化、疾病谱变化、生态环境及生活方式变化等，也给维护和促进健康带来一系列新的挑战，健康服务供给总体不足与需求不断增长之间的矛盾依然突出，健康领域发展与经济社会发展的协调性有待增强，需要从国家战略层面统筹解决关系健康的重大和长远问题。

推进健康中国建设，是全面建成小康社会、基本实现社会主义现代化的重要基础，是全面提升中华民族健康素质、实现人民健康与经济社会协调发展的国家战略，是积极参与全球健康治理、履行2030年可持续发展议程国际承诺的重大举措。未来15年，是推进健康中国建设的重要战略机遇期。经济保持中高速增长将为维护人民健康奠定坚实基础,消费结构升级将为发展健康服务创造广阔空间,科技创新将为提高健康水平提供有力支撑,各方面制度更加成熟更加定型将为健康领域可持续发展构建强大保障。

为推进健康中国建设,提高人民健康水平,根据党的十八届五中全会战略部署,制定本规划纲要。本规划纲要是推进健康中国建设的宏伟蓝图和行动纲领。全社会要增强责任感、使命感,全力推进健康中国建设,为实现中华民族伟大复兴和推动人类文明进步作出更大贡献。

第一篇　总体战略

第一章　指导思想

推进健康中国建设,必须高举中国特色社会主义伟大旗帜,全面贯彻党的十八大和十八届三中、四中、五中全会精神,以马克思列宁主义、毛泽东思想、邓小平理论、"三个代表"重要思想、科学发展观为指导,深入学习贯彻习近平总书记系列重要讲话精神,紧紧围绕统筹推进"五位一体"总体布局和协调推进"四个全面"战略布局,认真落实党中央、国务院决策部署,坚

257

持以人民为中心的发展思想，牢固树立和贯彻落实新发展理念，坚持正确的卫生与健康工作方针，以提高人民健康水平为核心，以体制机制改革创新为动力，以普及健康生活、优化健康服务、完善健康保障、建设健康环境、发展健康产业为重点，把健康融入所有政策，加快转变健康领域发展方式，全方位、全周期维护和保障人民健康，大幅提高健康水平，显著改善健康公平，为实现"两个一百年"奋斗目标和中华民族伟大复兴的中国梦提供坚实健康基础。

主要遵循以下原则：

——健康优先。把健康摆在优先发展的战略地位，立足国情，将促进健康的理念融入公共政策制定实施的全过程，加快形成有利于健康的生活方式、生态环境和经济社会发展模式，实现健康与经济社会良性协调发展。

——改革创新。坚持政府主导，发挥市场机制作用，加快关键环节改革步伐，冲破思想观念束缚，破除利益固化藩篱，清除体制机制障碍，发挥科技创新和信息化的引领支撑作用，形成具有中国特色、促进全民健康的制度体系。

——科学发展。把握健康领域发展规律，坚持预防为主、防治结合、中西医并重，转变服务模式，构建整合型医疗卫生服务体系，推动健康服务从规模扩张的粗放型发展转变到质量效益提升的绿色集约式发展，推动中医药和西医药相互补充、协调发展，提升健康服务水平。

——公平公正。以农村和基层为重点，推动健康领域基本公共服务均等化，维护基本医疗卫生服务的公益性，逐步缩小城乡、地区、人群间基本健康服务和健康水平的差异，实现全民健康覆盖，促进社会公平。

第二章　战略主题

"共建共享、全民健康"，是建设健康中国的战略主题。核心是以人民健康为中心，坚持以基层为重点，以改革创新为动力，预防为主，中西医并重，把健康融入所有政策，人民共建共享的卫生与健康工作方针，针对生活行为方式、生产生活环境以及医疗卫生服务等健康影响因素，坚持政府主导与调动社会、个人的积极性相结合，推动人人参与、人人尽力、人人享有，落实预防为主，推行健康生活方式，减少疾病发生，强化早诊断、早治疗、早康复，实现全民健康。

共建共享是建设健康中国的基本路径。从供给侧和需求侧两端发力，统筹社会、行业和个人三个层面，形成维护和促进健康的强大合力。要促进全社会广泛参与，强化跨部门协作，深化军民融合发展，调动社会力量的积极性和创造性，加强环境治理，保障食品药品安全，预防和减少伤害，有效控制影响健康的生态和社会环境危险因素，形成多层次、多元化的社会共治格局。要推动健康服务供给侧结构性改革，卫生计生、体育等行业要主动适应人民健康需求，深化体制机制改革，优化要素配置和服务供给，补齐发展短板，推动健康产业转型升级，满足人民群众不断增长的健康需求。要强化个人健康责任，提高全民健康素养，引导形成自主自律、符合自身特点的健康生活方式，有效控制影响健康的生活行为因素，形成热爱健康、追求健康、促进健康的社会氛围。

全民健康是建设健康中国的根本目的。立足全人群和全生命周期两个着力点，提供公平可及、系统连续的健康服务，实现更高水平的全民健康。要惠及全人群，不断完善制度、扩展服务、提高质量，使全体人民享有所需要的、有质量的、可负担的预防、治疗、康复、健康促进等健康服务，突出解决好妇女儿童、老年人、残疾人、低收入人群等重点人群的健康问题。要覆盖全生命周期，针对生命不同阶段的主要健康问题及主要影响因素，确定若干优先领域，强化干预，实现从胎儿到生命终点的全程健康服务和健康保障，全面维护人民健康。

第三章　战略目标

到2020年，建立覆盖城乡居民的中国特色基本医疗卫生制度，健康素养水平持续提高，健康服务体系完善高效，人人享有基本医疗卫生服务和基本体育健身服务，基本形成内涵丰富、结构合理的健康产业体系，主要健康指标居于中高收入国家前列。

到2030年，促进全民健康的制度体系更加完善，健康领域发展更加协调，健康生活方式得到普及，健康服务质量和健康保障水平不断提高，健康产业繁荣发展，基本实现健康公平，主要健康指标进入高收入国家行列。到2050年，建成与社会主义现代化国家相适应的健康国家。

到2030年具体实现以下目标：

——人民健康水平持续提升。人民身体素质明显增强，2030年人均预期寿命达到79.0岁，人均健康预期寿命显著提高。

——主要健康危险因素得到有效控制。全民健康素养大幅提高，健康生活方式得到全面普及，有利于健康的生产生活环境基本形成，食品药品安全得到有效保障，消除一批重大疾病危害。

——健康服务能力大幅提升。优质高效的整合型医疗卫生服务体系和完善的全民健身公共服务体系全面建立，健康保障体系进一步完善，健康科技创新整体实力位居世界前列，健康服务质量和水平明显提高。

——健康产业规模显著扩大。建立起体系完整、结构优化的健康产业体系，形成一批具有较强创新能力和国际竞争力的大型企业，成为国民经济支柱性产业。

——促进健康的制度体系更加完善。有利于健康的政策法律法规体系进一步健全，健康领域治理体系和治理能力基本实现现代化。

健康中国建设主要指标

领域：健康水平　指标：人均预期寿命（岁）　2015年：76.34　2020年：77.3　2030年：79.0

领域：健康水平　指标：婴儿死亡率（‰）　2015年：8.1　2020年：7.5　2030年：5.0

领域：健康水平　指标：5岁以下儿童死亡率（‰）2015年：10.7　2020年：9.5　2030年：6.0

领域：健康水平　指标：孕产妇死亡率（1/10万）2015年：20.1　2020年：18.0　2030年：12.0

领域：健康水平　指标：城乡居民达到《国民体质测定标准》合格以上的人数比例（%）　2015年：89.6（2014年）　2020年：90.6　2030年：92.2

领域：健康生活　指标：居民健康素养水平（%）2015年：10　2020年：20　2030年：30

领域：健康生活　指标：经常参加体育锻炼人数（亿人）2015年：3.6（2014年）　2020年：4.35　2030年：5.3

领域：健康服务与保障　指标：重大慢性病过早死亡

率（%）　2015年：19.1（2013年）　2020年：比2015年降低10%　2030年：比2015年降低30%

　　领域：健康服务与保障　指标：每千常住人口执业（助理）医师数（人）　2015年：2.2　2020年：2.5　2030年：3.0

　　领域：健康服务与保障　指标：个人卫生支出占卫生总费用的比重（%）　2015年：29.3　2020年：28左右　2030年：25左右

　　领域：健康环境　指标：地级及以上城市空气质量优良天数比率（%）　2015年：76.7　2020年：＞80　2030年：持续改善

　　领域：健康环境　指标：地表水质量达到或好于Ⅲ类水体比例（%）　2015年：66　2020年：＞70　2030年：持续改善

　　领域：健康产业　指标：健康服务业总规模（万亿元）2015年：—　　2020年：＞8　2030年：16

第二篇 普及健康生活

第四章 加强健康教育

第一节 提高全民健康素养

推进全民健康生活方式行动，强化家庭和高危个体健康生活方式指导及干预，开展健康体重、健康口腔、健康骨骼等专项行动，到2030年基本实现以县（市、区）为单位全覆盖。开发推广促进健康生活的适宜技术和用品。建立健康知识和技能核心信息发布制度，健全覆盖全国的健康素养和生活方式监测体系。建立健全健康促进与教育体系，提高健康教育服务能力，从小抓起，普及健康科学知识。加强精神文明建设，发展健康文化，移风易俗，培育良好的生活习惯。各级各类媒体加大健康科学知识宣传力度，积极建设和规范各类广播电视等健康栏目，利用新媒体拓展健康教育。

第二节 加大学校健康教育力度

将健康教育纳入国民教育体系，把健康教育作为所有教育阶段素质教育的重要内容。以中小学为重点，建立学校健康教育推进机制。构建相关学科教学与教育活动相结合、课堂教育与课外实践相结合、经常性宣传教育与集中式宣传教育相结合的健康教育模式。培养健康教育师资，将健康教育纳入体育教师职前教育和职后培训内容。

第五章 塑造自主自律的健康行为

第一节 引导合理膳食

制定实施国民营养计划，深入开展食物（农产品、食品）营养功能评价研究，全面普及膳食营养知识，发布适合不同人群特点的膳食指南，引导居民形成科学的膳食习惯，推进健康饮食文化建设。建立健全居民营养监测制度，对重点区域、重点人群实施营养干预，重点解决微量营养素缺乏、部分人群油脂等高热能食物摄入过多等问题，逐步解决居民营养不足与过剩并存问题。实施临床营养干预。加强对学校、幼儿园、养老机构等营养健康工作的指导。开展示范健康食堂和健康餐厅建设。到2030年，居民营养知识素养明显提高，营养缺乏疾病发生率显著下降，全国人均每日食盐摄入量降低20%，超重、肥胖人口增长速度明显放缓。

第二节 开展控烟限酒

全面推进控烟履约，加大控烟力度，运用价格、税收、法律等手段提高控烟成效。深入开展控烟宣传教育。积极推进无烟环境建设，强化公共场所控烟监督执法。推进公共场所禁烟工作，逐步实现室内公共场所全

265

面禁烟。领导干部要带头在公共场所禁烟，把党政机关建成无烟机关。强化戒烟服务。到2030年，15岁以上人群吸烟率降低到20%。加强限酒健康教育，控制酒精过度使用，减少酗酒。加强有害使用酒精监测。

第三节　促进心理健康

加强心理健康服务体系建设和规范化管理。加大全民心理健康科普宣传力度，提升心理健康素养。加强对抑郁症、焦虑症等常见精神障碍和心理行为问题的干预，加大对重点人群心理问题早期发现和及时干预力度。加强严重精神障碍患者报告登记和救治救助管理。全面推进精神障碍社区康复服务。提高突发事件心理危机的干预能力和水平。到2030年，常见精神障碍防治和心理行为问题识别干预水平显著提高。

第四节　减少不安全性行为和毒品危害

强化社会综合治理，以青少年、育龄妇女及流动人群为重点，开展性道德、性健康和性安全宣传教育和干预，加强对性传播高危行为人群的综合干预，减少意外妊娠和性相关疾病传播。大力普及有关毒品危害、应对措施和治疗途径等知识。加强全国戒毒医疗服务体系建设，早发现、早治疗成瘾者。加强戒毒药物维持治疗与社区戒毒、强制隔离戒毒和社区康复的衔接。建立集生理脱毒、心理康复、就业扶持、回归社会于一体的戒毒康复模式，最大限度减少毒品社会危害。

第六章　提高全民身体素质

第一节　完善全民健身公共服务体系

统筹建设全民健身公共设施，加强健身步道、骑行道、全民健身中心、体育公园、社区多功能运动场等场地设施建设。到2030年，基本建成县乡村三级公共体育设施网络，人均体育场地面积不低于2.3平方米，在城镇社区实现15分钟健身圈全覆盖。推行公共体育设施免费或低收费开放，确保公共体育场地设施和符合开放条件的企事业单位体育场地设施全部向社会开放。加强全民健身组织网络建设，扶持和引导基层体育社会组织发展。

第二节　广泛开展全民健身运动

继续制定实施全民健身计划，普及科学健身知识和健身方法，推动全民健身生活化。组织社会体育指导员广泛开展全民健身指导服务。实施国家体育锻炼标准，发展群众健身休闲活动，丰富和完善全民健身体系。大力发展群众喜闻乐见的运动项目，鼓励开发适合不同人群、不同地域特点的特色运动项目，扶持推广太极拳、健身气功等民族民俗民间传统运动项目。

第三节　加强体医融合和非医疗健康干预

发布体育健身活动指南，建立完善针对不同人群、不同环境、不同身体状况的运动处方库，推动形成体医结合的疾病管理与健康服务模式，发挥全民科学健身在健康促进、慢性病预防和康复等方面的积极作用。加强全民健身科技创新平台和科学健身指导服务站点建设。开展国民体质测试，完善体质健康监测体系，开发应用国民体质健康监测大数据，开展运动风险评估。

第四节　促进重点人群体育活动

制定实施青少年、妇女、老年人、职业群体及残疾人等特殊群体的体质健康干预计划。实施青少年体育活动促进计划，培育青少年体育爱好，基本实现青少年熟练掌握1项以上体育运动技能，确保学生校内每天体育活动时间不少于1小时。到2030年，学校体育场地设施与器材配置达标率达到100%，青少年学生每周参与体育活动达到中等强度3次以上，国家学生体质健康标准达标优秀率25%以上。加强科学指导，促进妇女、老年人和职业群体积极参与全民健身。实行工间健身制度，鼓励和支持新建工作场所建设适当的健身活动场地。推动残疾人康复体育和健身体育广泛开展。

第三篇 优化健康服务

第七章 强化覆盖全民的公共卫生服务

第一节 防治重大疾病

实施慢性病综合防控战略，加强国家慢性病综合防控示范区建设。强化慢性病筛查和早期发现，针对高发地区重点癌症开展早诊早治工作，推动癌症、脑卒中、冠心病等慢性病的机会性筛查。基本实现高血压、糖尿病患者管理干预全覆盖，逐步将符合条件的癌症、脑卒中等重大慢性病早诊早治适宜技术纳入诊疗常规。加强学生近视、肥胖等常见病防治。到2030年，实现全人群、全生命周期的慢性病健康管理，总体癌症5年生存率提高15%。加强口腔卫生，12岁儿童患龋率控制在25%以内。

加强重大传染病防控。完善传染病监测预警机制。继续实施扩大国家免疫规划，适龄儿童国家免疫规划疫苗接种率维持在较高水平，建立预防接种异常反应补偿保险机制。加强艾滋病检测、抗病毒治疗和随访管理，全面落实临床用血核酸检测和预防艾滋病母婴传播，疫情保持在低流行水平。建立结核病防治综合服务模式，加强耐多药肺结核筛查和监测，规范肺结核诊疗管理，全国肺结核疫情持续下降。有效应对流感、手足口病、

269

登革热、麻疹等重点传染病疫情。继续坚持以传染源控制为主的血吸虫病综合防治策略，全国所有流行县达到消除血吸虫病标准。继续巩固全国消除疟疾成果。全国所有流行县基本控制包虫病等重点寄生虫病流行。保持控制和消除重点地方病，地方病不再成为危害人民健康的重点问题。加强突发急性传染病防治，积极防范输入性突发急性传染病，加强鼠疫等传统烈性传染病防控。强化重大动物源性传染病的源头治理。

第二节　完善计划生育服务管理

健全人口与发展的综合决策体制机制，完善有利于人口均衡发展的政策体系。改革计划生育服务管理方式，更加注重服务家庭，构建以生育支持、幼儿养育、青少年发展、老人赡养、病残照料为主题的家庭发展政策框架，引导群众负责任、有计划地生育。完善国家计划生育技术服务政策，加大再生育计划生育技术服务保障力度。全面推行知情选择，普及避孕节育和生殖健康知识。完善计划生育家庭奖励扶助制度和特别扶助制度，实行奖励扶助金标准动态调整。坚持和完善计划生育目标管理责任制，完善宣传倡导、依法管理、优质服务、政策推动、综合治理的计划生育长效工作机制。建立健全出生人口监测工作机制。继续开展出生人口性别比治理。到2030年，全国出生人口性别比实现自然平衡。

第三节　推进基本公共卫生服务均等化

继续实施完善国家基本公共卫生服务项目和重大公共卫生服务项目，加强疾病经济负担研究，适时调整项目经费标准，不断丰富和拓展服务内容，提高服务质量，使城乡居民享有均等化的基本公共卫生服务，做好流动人口基本公共卫生计生服务均等化工作。

第八章　提供优质高效的医疗服务

第一节　完善医疗卫生服务体系

271

全面建成体系完整、分工明确、功能互补、密切协作、运行高效的整合型医疗卫生服务体系。县和市域内基本医疗卫生资源按常住人口和服务半径合理布局，实现人人享有均等化的基本医疗卫生服务；省级及以上分区域统筹配置，整合推进区域医疗资源共享，基本实现优质医疗卫生资源配置均衡化，省域内人人享有均质化的危急重症、疑难病症诊疗和专科医疗服务；依托现有机构，建设一批引领国内、具有全球影响力的国家级医学中心，建设一批区域医学中心和国家临床重点专科群，推进京津冀、长江经济带等区域医疗卫生协同发展，带动医疗服务区域发展和整体水平提升。加强康复、老年病、长期护理、慢性病管理、安宁疗护等接续性医疗机构建设。实施健康扶贫工程，加大对中西部贫困地区医疗卫生机构建设支持力度，提升服务能力，保障贫困人口健康。到2030年，15分钟基本医疗卫生服务圈基本形成，每千常住人口注册护士数达到4.7人。

第二节　创新医疗卫生服务供给模式

建立专业公共卫生机构、综合和专科医院、基层医疗卫生机构"三位一体"的重大疾病防控机制，建立信息共享、互联互通机制，推进慢性病防、治、管整体融合发展，实现医防结合。建立不同层级、不同类别、不同举办主体医疗卫生机构间目标明确、权责清晰的分工协作机制，不断完善服务网络、运行机制和激励机制，基层普遍具备居民健康守门人的能力。完善家庭医生签约服务，全面建立成熟完善的分级诊疗制度，形成基层首诊、双向转诊、上下联动、急慢分治的合理就医秩序，健全治疗－康复－长期护理服务链。引导三级公立医院逐步减少普通门诊，重点发展危急重症、疑难病症诊疗。完善医疗联合体、医院集团等多种分工协作模式，提高服务体系整体绩效。加快医疗卫生领域军民融合，积极发挥军队医疗卫生机构作用，更好为人民服务。

第三节　提升医疗服务水平和质量

建立与国际接轨、体现中国特色的医疗质量管理与控制体系，基本健全覆盖主要专业的国家、省、市三级医疗质量控制组织，推出一批国际化标准规范。建设

医疗质量管理与控制信息化平台，实现全行业全方位精
准、实时管理与控制，持续改进医疗质量和医疗安全，
提升医疗服务同质化程度，再住院率、抗菌药物使用率
等主要医疗服务质量指标达到或接近世界先进水平。全
面实施临床路径管理，规范诊疗行为，优化诊疗流程，
增强患者就医获得感。推进合理用药，保障临床用血安
全，基本实现医疗机构检查、检验结果互认。加强医疗
服务人文关怀，构建和谐医患关系。依法严厉打击涉医
违法犯罪行为特别是伤害医务人员的暴力犯罪行为，保
护医务人员安全。

第九章　充分发挥中医药独特优势

第一节　提高中医药服务能力

实施中医临床优势培育工程，强化中医药防治优
势病种研究，加强中西医结合，提高重大疑难病、危急
重症临床疗效。大力发展中医非药物疗法，使其在常见
病、多发病和慢性病防治中发挥独特作用。发展中医特
色康复服务。健全覆盖城乡的中医医疗保健服务体系。
在乡镇卫生院和社区卫生服务中心建立中医馆、国医堂
等中医综合服务区，推广适宜技术，所有基层医疗卫生
机构都能够提供中医药服务。促进民族医药发展。到2030
年，中医药在治未病中的主导作用、在重大疾病治疗中的
协同作用、在疾病康复中的核心作用得到充分发挥。

第二节 发展中医养生保健治未病服务

实施中医治未病健康工程，将中医药优势与健康管理结合，探索融健康文化、健康管理、健康保险为一体的中医健康保障模式。鼓励社会力量举办规范的中医养生保健机构，加快养生保健服务发展。拓展中医医院服务领域，为群众提供中医健康咨询评估、干预调理、随访管理等治未病服务。鼓励中医医疗机构、中医医师为中医养生保健机构提供保健咨询和调理等技术支持。开展中医中药中国行活动，大力传播中医药知识和易于掌握的养生保健技术方法，加强中医药非物质文化遗产的保护和传承运用，实现中医药健康养生文化创造性转化、创新性发展。

第三节 推进中医药继承创新

实施中医药传承创新工程，重视中医药经典医籍研读及挖掘，全面系统继承历代各家学术理论、流派及学说，不断弘扬当代名老中医药专家学术思想和临床诊疗经验，挖掘民间诊疗技术和方药，推进中医药文化传承与发展。建立中医药传统知识保护制度，制定传统知识保护名录。融合现代科技成果，挖掘中药方剂，加强重大疑难疾病、慢性病等中医药防治技术和新药研发，不断推动中医药理论与实践发展。发展中医药健康服务，加快打造全产业链服务的跨国公司和国际知名的中国品牌，推动中医药走向世界。保护重要中药资源和生物多样性，开展中药资源普查及动态监测。建立大宗、道地和濒危药材种苗繁育基地，提供中药材市场动态监测信息，促进中药材种植业绿色发展。

第十章　加强重点人群健康服务

第一节　提高妇幼健康水平

实施母婴安全计划，倡导优生优育，继续实施住院分娩补助制度，向孕产妇免费提供生育全过程的基本医疗保健服务。加强出生缺陷综合防治，构建覆盖城乡居民，涵盖孕前、孕期、新生儿各阶段的出生缺陷防治体系。实施健康儿童计划，加强儿童早期发展，加强儿科建设，加大儿童重点疾病防治力度，扩大新生儿疾病筛查，继续开展重点地区儿童营养改善等项目。提高妇女常见病筛查率和早诊早治率。实施妇幼健康和计划生育服务保障工程，提升孕产妇和新生儿危急重症救治能力。

第二节　促进健康老龄化

推进老年医疗卫生服务体系建设，推动医疗卫生服务延伸至社区、家庭。健全医疗卫生机构与养老机构合作机制，支持养老机构开展医疗服务。推进中医药与养老融合发展，推动医养结合，为老年人提供治疗期住院、康复期护理、稳定期生活照料、安宁疗护一体化的健康和养老服务，促进慢性病全程防治管理服务同居

275

家、社区、机构养老紧密结合。鼓励社会力量兴办医养结合机构。加强老年常见病、慢性病的健康指导和综合干预，强化老年人健康管理。推动开展老年心理健康与关怀服务，加强老年痴呆症等的有效干预。推动居家老人长期照护服务发展，全面建立经济困难的高龄、失能老人补贴制度，建立多层次长期护理保障制度。进一步完善政策，使老年人更便捷获得基本药物。

第三节　维护残疾人健康

制定实施残疾预防和残疾人康复条例。加大符合条件的低收入残疾人医疗救助力度，将符合条件的残疾人医疗康复项目按规定纳入基本医疗保险支付范围。建立残疾儿童康复救助制度，有条件的地方对残疾人基本型辅助器具给予补贴。将残疾人康复纳入基本公共服务，实施精准康复，为城乡贫困残疾人、重度残疾人提供基本康复服务。完善医疗机构无障碍设施，改善残疾人医疗服务。进一步完善康复服务体系，加强残疾人康复和托养设施建设，建立医疗机构与残疾人专业康复机构双向转诊机制，推动基层医疗卫生机构优先为残疾人提供基本医疗、公共卫生和健康管理等签约服务。制定实施国家残疾预防行动计划，增强全社会残疾预防意识，开展全人群、全生命周期残疾预防，有效控制残疾的发生和发展。加强对致残疾病及其他致残因素的防控。推动国家残疾预防综合试验区试点工作。继续开展防盲治盲和防聋治聋工作。

第四篇　完善健康保障

第十一章　健全医疗保障体系

第一节　完善全民医保体系

健全以基本医疗保障为主体、其他多种形式补充保险和商业健康保险为补充的多层次医疗保障体系。整合城乡居民基本医保制度和经办管理。健全基本医疗保险稳定可持续筹资和待遇水平调整机制，实现基金中长期精算平衡。完善医保缴费参保政策，均衡单位和个人缴费负担，合理确定政府与个人分担比例。改进职工医保个人账户，开展门诊统筹。进一步健全重特大疾病医疗保障机制，加强基本医保、城乡居民大病保险、商业健康保险与医疗救助等的有效衔接。到2030年，全民医保体系成熟定型。

第二节　健全医保管理服务体系

严格落实医疗保险基金预算管理。全面推进医保支付方式改革，积极推进按病种付费、按人头付费，积极探索按疾病诊断相关分组付费（DRGs）、按服务绩效付费，形成总额预算管理下的复合式付费方式，健全医保

277

经办机构与医疗机构的谈判协商与风险分担机制。加快推进基本医保异地就医结算，实现跨省异地安置退休人员住院医疗费用直接结算和符合转诊规定的异地就医住院费用直接结算。全面实现医保智能监控，将医保对医疗机构的监管延伸到医务人员。逐步引入社会力量参与医保经办。加强医疗保险基础标准建设和应用。到2030年，全民医保管理服务体系完善高效。

第三节　积极发展商业健康保险

落实税收等优惠政策，鼓励企业、个人参加商业健康保险及多种形式的补充保险。丰富健康保险产品，鼓励开发与健康管理服务相关的健康保险产品。促进商业保险公司与医疗、体检、护理等机构合作，发展健康管理组织等新型组织形式。到2030年，现代商业健康保险服务业进一步发展，商业健康保险赔付支出占卫生总费用比重显著提高。

第十二章　完善药品供应保障体系

第一节　深化药品、医疗器械流通体制改革

推进药品、医疗器械流通企业向供应链上下游延伸开展服务，形成现代流通新体系。规范医药电子商务，丰富药品流通渠道和发展模式。推广应用现代物流管理与技术，健全中药材现代流通网络与追溯体系。落实

医疗机构药品、耗材采购主体地位，鼓励联合采购。完善国家药品价格谈判机制。建立药品出厂价格信息可追溯机制。强化短缺药品供应保障和预警，完善药品储备制度和应急供应机制。建设遍及城乡的现代医药流通网络，提高基层和边远地区药品供应保障能力。

第二节　完善国家药物政策

巩固完善国家基本药物制度，推进特殊人群基本药物保障。完善现有免费治疗药品政策，增加艾滋病防治等特殊药物免费供给。保障儿童用药。完善罕见病用药保障政策。建立以基本药物为重点的临床综合评价体系。按照政府调控和市场调节相结合的原则，完善药品价格形成机制。强化价格、医保、采购等政策的衔接，坚持分类管理，加强对市场竞争不充分药品和高值医用耗材的价格监管，建立药品价格信息监测和信息公开制度，制定完善医保药品支付标准政策。

279

第五篇　建设健康环境

第十三章　深入开展爱国卫生运动

第一节　加强城乡环境卫生综合整治

持续推进城乡环境卫生整洁行动，完善城乡环境卫生基础设施和长效机制，统筹治理城乡环境卫生问题。加大农村人居环境治理力度，全面加强农村垃圾治理，实施农村生活污水治理工程，大力推广清洁能源。到2030年，努力把我国农村建设成为人居环境干净整洁、适合居民生活养老的美丽家园，实现人与自然和谐发展。实施农村饮水安全巩固提升工程，推动城镇供水设施向农村延伸，进一步提高农村集中供水率、自来水普及率、水质达标率和供水保证率，全面建立从源头到龙头的农村饮水安全保障体系。加快无害化卫生厕所建设，力争到2030年，全国农村居民基本都能用上无害化卫生厕所。实施以环境治理为主的病媒生物综合预防控制策略。深入推进国家卫生城镇创建，力争到2030年，国家卫生城市数量提高到全国城市总数的50%，有条件的省（自治区、直辖市）实现全覆盖。

第二节 建设健康城市和健康村镇

把健康城市和健康村镇建设作为推进健康中国建设的重要抓手，保障与健康相关的公共设施用地需求，完善相关公共设施体系、布局和标准，把健康融入城乡规划、建设、治理的全过程，促进城市与人民健康协调发展。针对当地居民主要健康问题，编制实施健康城市、健康村镇发展规划。广泛开展健康社区、健康村镇、健康单位、健康家庭等建设，提高社会参与度。重点加强健康学校建设，加强学生健康危害因素监测与评价，完善学校食品安全管理、传染病防控等相关政策。加强健康城市、健康村镇建设监测与评价。到2030年，建成一批健康城市、健康村镇建设的示范市和示范村镇。

第十四章　加强影响健康的环境问题治理

第一节　深入开展大气、水、土壤等污染防治

以提高环境质量为核心，推进联防联控和流域共治，实行环境质量目标考核，实施最严格的环境保护制度，切实解决影响广大人民群众健康的突出环境问题。深入推进产业园区、新城、新区等开发建设规划环评，严格建设项目环评审批，强化源头预防。深化区域大气污染联防联控，建立常态化区域协作机制。完善重度及以上污染天气的区域联合预警机制。全面实施城市空气质量达标管理，促进全国城市环境空气质量明显改善。推进饮用水水源地安全达标建设。强化地下水管理和保护，推进地下水超采区治理与污染综合防治。开展国家土壤环境质量监测网络建设，建立建设用地土壤环境质量调查评估制度，开展土壤污染治理与修复。以耕地为重点，实施农用地分类管理。全面加强农业面源污染防治，有效保护生态系统和遗传多样性。加强噪声污染防控。

第二节　实施工业污染源全面达标排放计划

全面实施工业污染源排污许可管理，推动企业开

281

展自行监测和信息公开，建立排污台账，实现持证按证排污。加快淘汰高污染、高环境风险的工艺、设备与产品。开展工业集聚区污染专项治理。以钢铁、水泥、石化等行业为重点，推进行业达标排放改造。

第三节　建立健全环境

与健康监测、调查和风险评估制度

逐步建立健全环境与健康管理制度。开展重点区域、流域、行业环境与健康调查，建立覆盖污染源监测、环境质量监测、人群暴露监测和健康效应监测的环境与健康综合监测网络及风险评估体系。实施环境与健康风险管理。划定环境健康高风险区域，开展环境污染对人群健康影响的评价，探索建立高风险区域重点项目健康风险评估制度。建立环境健康风险沟通机制。建立统一的环境信息公开平台，全面推进环境信息公开。推进县级及以上城市空气质量监测和信息发布。

第十五章　保障食品药品安全

第一节　加强食品安全监管

完善食品安全标准体系，实现食品安全标准与国际标准基本接轨。加强食品安全风险监测评估，到2030年，食品安全风险监测与食源性疾病报告网络实现全覆盖。全面推行标准化、清洁化农业生产，深入开展农产品质量安全风险评估，推进农兽药残留、重金属污染综合治理，实施兽药抗菌药治理行动。加强对食品原产地指导监管，完善农产品市场准入制度。建立食用农产品全程追溯协作机制，完善统一权威的食品安全监管体制，建立职业化检查员队伍，加强检验检测能力建设，强化日常监督检查，扩大产品抽检覆盖面。加强互联网食品经营治理。加强进口食品准入管理，加大对境外源头食品安全体系检查力度，有序开展进口食品指定口岸建设。推动地方政府建设出口食品农产品质量安全示范区。推进食品安全信用体系建设，完善食品安全信息公开制度。健全从源头到消费全过程的监管格局，严守从农田到餐桌的每一道防线，让人民群众吃得安全、吃得放心。

第二节　强化药品安全监管

深化药品（医疗器械）审评审批制度改革，研究建立以临床疗效为导向的审批制度，提高药品（医疗器械）审批标准。加快创新药（医疗器械）和临床急需新药（医疗器械）的审评审批，推进仿制药质量和疗效一致性评价。完善国家药品标准体系，实施医疗器械标准提高计划，积极推进中药（材）标准国际化进程。全面加强药品监管，形成全品种、全过程的监管链条。加强医疗器械和化妆品监管。

第十六章 完善公共安全体系

第一节 强化安全生产和职业健康

加强安全生产，加快构建风险等级管控、隐患排查治理两条防线，切实降低重特大事故发生频次和危害后果。强化行业自律和监督管理职责，推动企业落实主体责任，推进职业病危害源头治理，强化矿山、危险化学品等重点行业领域安全生产监管。开展职业病危害基本情况普查，健全有针对性的健康干预措施。进一步完善职业安全卫生标准体系，建立完善重点职业病监测与职业病危害因素监测、报告和管理网络，遏制尘肺病和职业中毒高发势头。建立分级分类监管机制，对职业病危害高风险企业实施重点监管。开展重点行业领域职业病危害专项治理。强化职业病报告制度，开展用人单位职业健康促进工作，预防和控制工伤事故及职业病发生。加强全国个人辐射剂量管理和放射诊疗辐射防护。

第二节 促进道路交通安全

加强道路交通安全设施设计、规划和建设，组织实施公路安全生命防护工程，治理公路安全隐患。严格道路运输安全管理，提升企业安全自律意识，落实运输企业安全生产主体责任。强化安全运行监管能力和安全生产基础支撑。进一步加强道路交通安全治理，提高车辆安全技术标准，提高机动车驾驶人和交通参与者综合素质。到2030年，力争实现道路交通万车死亡率下降30%。

第三节　预防和减少伤害

建立伤害综合监测体系，开发重点伤害干预技术指南和标准。加强儿童和老年人伤害预防和干预，减少儿童交通伤害、溺水和老年人意外跌落，提高儿童玩具和用品安全标准。预防和减少自杀、意外中毒。建立消费品质量安全事故强制报告制度，建立产品伤害监测体系，强化重点领域质量安全监管，减少消费品安全伤害。

第四节　提高突发事件应急能力

加强全民安全意识教育。建立健全城乡公共消防设施建设和维护管理责任机制，到2030年，城乡公共消防设施基本实现全覆盖。提高防灾减灾和应急能力。完善突发事件卫生应急体系，提高早期预防、及时发现、快速反应和有效处置能力。建立包括军队医疗卫生机构在内的海陆空立体化的紧急医学救援体系，提升突发事件紧急医学救援能力。到2030年，建立起覆盖全国、较为完善的紧急医学救援网络，突发事件卫生应急处置能力和紧急医学救援能力达到发达国家水平。进一步健全医疗急救体系，提高救治效率。到2030年，力争将道路交通事故死伤比基本降低到中等发达国家水平。

第五节　健全口岸公共卫生体系

建立全球传染病疫情信息智能监测预警、口岸精准检疫的口岸传染病预防控制体系和种类齐全的现代口岸核生化有害因子防控体系，建立基于源头防控、境内外联防联控的口岸突发公共卫生事件应对机制，健全口岸病媒生物及各类重大传染病监测控制机制，主动预防、控制和应对境外突发公共卫生事件。持续巩固和提升口岸核心能力，创建国际卫生机场（港口）。完善国际旅行与健康信息网络，提供及时有效的国际旅行健康指导，建成国际一流的国际旅行健康服务体系，保障出入境人员健康安全。

提高动植物疫情疫病防控能力，加强进境动植物检疫风险评估准入管理，强化外来动植物疫情疫病和有害生物查验截获、检测鉴定、除害处理、监测防控规范化建设，健全对购买和携带人员、单位的问责追究体系，防控国际动植物疫情疫病及有害生物跨境传播。健全国门生物安全查验机制，有效防范物种资源丧失和外来物种入侵。

第六篇　发展健康产业

第十七章　优化多元办医格局

进一步优化政策环境，优先支持社会力量举办非营利性医疗机构，推进和实现非营利性民营医院与公立医院同等待遇。鼓励医师利用业余时间、退休医师到基层医疗卫生机构执业或开设工作室。个体诊所设置不受规划布局限制。破除社会力量进入医疗领域的不合理限制和隐性壁垒。逐步扩大外资兴办医疗机构的范围。加大政府购买服务的力度，支持保险业投资、设立医疗机构，推动非公立医疗机构向高水平、规模化方向发展，鼓励发展专业性医院管理集团。加强政府监管、行业自律与社会监督，促进非公立医疗机构规范发展。

第十八章　发展健康服务新业态

积极促进健康与养老、旅游、互联网、健身休闲、食品融合，催生健康新产业、新业态、新模式。发展基于互联网的健康服务，鼓励发展健康体检、咨询等健康服务，促进个性化健康管理服务发展，培育一批有特色的健康管理服务产业，探索推进可穿戴设备、智能健康电子产品和健康医疗移动应用服务等发展。规范发展母婴照料服务。培育健康文化产业和体育医疗康复产业。制定健康医疗旅游行业标准、规范，打造具有国际竞争力的健康医疗旅游目的地。大力发展中医药健康旅游。打造一批知名品牌和良性循环的健康服务产业集群，扶持一大批中小微企业配套发展。

引导发展专业的医学检验中心、医疗影像中心、病理诊断中心和血液透析中心等。支持发展第三方医疗服务评价、健康管理服务评价，以及健康市场调查和咨询服务。鼓励社会力量提供食品药品检测服务。完善科技中介体系，大力发展专业化、市场化医药科技成果转化服务。

第十九章　积极发展健身休闲运动产业

进一步优化市场环境，培育多元主体，引导社会力量参与健身休闲设施建设运营。推动体育项目协会改革和体育场馆资源所有权、经营权分离改革，加快开放体育资源，创新健身休闲运动项目推广普及方式，进一步健全政府购买体育公共服务的体制机制，打造健身休闲综合服务体。鼓励发展多种形式的体育健身俱乐部，丰富业余体育赛事，积极培育冰雪、山地、水上、汽摩、航空、极限、马术等具有消费引领特征的时尚休闲运动项目，打造具有区域特色的健身休闲示范区、健身休闲产业带。

第二十章　促进医药产业发展

第一节　加强医药技术创新

完善政产学研用协同创新体系，推动医药创新和转型升级。加强专利药、中药新药、新型制剂、高端医疗器械等创新能力建设，推动治疗重大疾病的专利到期药物实现仿制上市。大力发展生物药、化学药新品种、优质中药、高性能医疗器械、新型辅料包材和制药设备，推动重大药物产业化，加快医疗器械转型升级，提高具有自主知识产权的医学诊疗设备、医用材料的国际竞争力。加快发展康复辅助器具产业，增强自主创新能力。健全质量标准体系，提升质量控制技术，实施绿色和智能改造升级，到2030年，药品、医疗器械质量标准全面与国际接轨。

第二节　提升产业发展水平

发展专业医药园区，支持组建产业联盟或联合体，构建创新驱动、绿色低碳、智能高效的先进制造体系，提高产业集中度，增强中高端产品供给能力。大力发展医疗健康服务贸易，推动医药企业走出去和国际产业合作，提高国际竞争力。到2030年，具有自主知识产权新药和诊疗装备国际市场份额大幅提高，高端医疗设备市场国产化率大幅提高，实现医药工业中高速发展和向中高端迈进，跨入世界制药强国行列。推进医药流通行业转型升级，减少流通环节，提高流通市场集中度，形成一批跨国大型药品流通企业。

第七篇　健全支撑与保障

第二十一章　深化体制机制改革

第一节　把健康融入所有政策

加强各部门各行业的沟通协作，形成促进健康的合力。全面建立健康影响评价评估制度，系统评估各项经济社会发展规划和政策、重大工程项目对健康的影响，健全监督机制。畅通公众参与渠道，加强社会监督。

第二节　全面深化医药卫生体制改革

加快建立更加成熟定型的基本医疗卫生制度，维护公共医疗卫生的公益性，有效控制医药费用不合理增长，不断解决群众看病就医问题。推进政事分开、管办分开，理顺公立医疗卫生机构与政府的关系，建立现代公立医院管理制度。清晰划分中央和地方以及地方各级政府医药卫生管理事权，实施属地化和全行业管理。推进军队医院参加城市公立医院改革、纳入国家分级诊疗体系工作。健全卫生计生全行业综合监管体系。

第三节　完善健康筹资机制

健全政府健康领域相关投入机制，调整优化财政支出结构，加大健康领域投入力度，科学合理界定中央政府和地方政府支出责任，履行政府保障基本健康服务需求的责任。中央财政在安排相关转移支付时对经济欠发达地区予以倾斜，提高资金使用效益。建立结果导向的健康投入机制，开展健康投入绩效监测和评价。充分调动社会组织、企业等的积极性，形成多元筹资格局。鼓励金融等机构创新产品和服务，完善扶持措施。大力发展慈善事业，鼓励社会和个人捐赠与互助。

第四节　加快转变政府职能

进一步推进健康相关领域简政放权、放管结合、优化服务。继续深化药品、医疗机构等审批改革，规范医疗机构设置审批行为。推进健康相关部门依法行政，推进政务公开和信息公开。加强卫生计生、体育、食品药品等健康领域监管创新，加快构建事中和事后监管体系，全面推开"双随机、一公开"机制建设。推进综合监管，加强行业自律和诚信建设，鼓励行业协会商会发展，充分发挥社会力量在监管中的作用，促进公平竞争，推动健康相关行业科学发展，简化健康领域公共服务流程，优化政府服务，提高服务效率。

第二十二章 加强健康人力资源建设

第一节 加强健康人才培养培训

加强医教协同，建立完善医学人才培养供需平衡机制。改革医学教育制度，加快建成适应行业特点的院校教育、毕业后教育、继续教育三阶段有机衔接的医学人才培养培训体系。完善医学教育质量保障机制，建立与国际医学教育实质等效的医学专业认证制度。以全科医生为重点，加强基层人才队伍建设。完善住院医师与专科医师培养培训制度，建立公共卫生与临床医学复合型高层次人才培养机制。强化面向全员的继续医学教育制度。加大基层和偏远地区扶持力度。加强全科、儿科、产科、精神科、病理、护理、助产、康复、心理健康等急需紧缺专业人才培养培训。加强药师和中医药健康服务、卫生应急、卫生信息化复合人才队伍建设。加强高层次人才队伍建设，引进和培养一批具有国际领先水平的学科带头人。推进卫生管理人员专业化、职业化。调整优化适应健康服务产业发展的医学教育专业结构，加大养老护理员、康复治疗师、心理咨询师等健康人才培养培训力度。支持建立以国家健康医疗开放大学为基础、中国健康医疗教育慕课联盟为支撑的健康教育培训云平台，便捷医务人员终身教育。加强社会体育指导员队伍建设，到2030年，实现每千人拥有社会体育指导员2.3名。

第二节　创新人才使用评价激励机制

落实医疗卫生机构用人自主权，全面推行聘用制，形成能进能出的灵活用人机制。落实基层医务人员工资政策。创新医务人员使用、流动与服务提供模式，积极探索医师自由执业、医师个体与医疗机构签约服务或组建医生集团。建立符合医疗卫生行业特点的人事薪酬制度。对接国际通行模式，进一步优化和完善护理、助产、医疗辅助服务、医疗卫生技术等方面人员评价标准。创新人才评价机制，不将论文、外语、科研等作为基层卫生人才职称评审的硬性要求，健全符合全科医生岗位特点的人才评价机制。

第二十三章　推动健康科技创新

第一节　构建国家医学科技创新体系

大力加强国家临床医学研究中心和协同创新网络建设，进一步强化实验室、工程中心等科研基地能力建设，依托现有机构推进中医药临床研究基地和科研机构能力建设，完善医学研究科研基地布局。加强资源整合和数据交汇，统筹布局国家生物医学大数据、生物样本资源、实验动物资源等资源平台，建设心脑血管、肿瘤、老年病等临床医学数据示范中心。实施中国医学科学院医学与健康科技创新工程。加快生物医药和大健康

产业基地建设，培育健康产业高新技术企业，打造一批
医学研究和健康产业创新中心，促进医研企结合，推进
医疗机构、科研院所、高等学校和企业等创新主体高效
协同。加强医药成果转化推广平台建设，促进医学成果
转化推广。建立更好的医学创新激励机制和以应用为导
向的成果评价机制，进一步健全科研基地、生物安全、
技术评估、医学研究标准与规范、医学伦理与科研诚
信、知识产权等保障机制，加强科卫协同、军民融合、
省部合作，有效提升基础前沿、关键共性、社会公益和
战略高科技的研究水平。

第二节　推进医学科技进步

启动实施脑科学与类脑研究、健康保障等重大科技
项目和重大工程，推进国家科技重大专项、国家重点研
发计划重点专项等科技计划。发展组学技术、干细胞与
再生医学、新型疫苗、生物治疗等医学前沿技术，加强
慢病防控、精准医学、智慧医疗等关键技术突破，重点
部署创新药物开发、医疗器械国产化、中医药现代化等
任务，显著增强重大疾病防治和健康产业发展的科技支
撑能力。力争到2030年，科技论文影响力和三方专利总
量进入国际前列，进一步提高科技创新对医药工业增长
贡献率和成果转化率。

第二十四章　建设健康信息化服务体系

第一节　完善人口健康信息服务体系建设

全面建成统一权威、互联互通的人口健康信息平台，规范和推动"互联网＋健康医疗"服务，创新互联网健康医疗服务模式，持续推进覆盖全生命周期的预防、治疗、康复和自主健康管理一体化的国民健康信息服务。实施健康中国云服务计划，全面建立远程医疗应用体系，发展智慧健康医疗便民惠民服务。建立人口健康信息化标准体系和安全保护机制。做好公民入伍前与退伍后个人电子健康档案军地之间接续共享。到2030年，实现国家省市县四级人口健康信息平台互通共享、规范应用，人人拥有规范化的电子健康档案和功能完备的健康卡，远程医疗覆盖省市县乡四级医疗卫生机构，全面实现人口健康信息规范管理和使用，满足个性化服务和精准化医疗的需求。

第二节　推进健康医疗大数据应用

加强健康医疗大数据应用体系建设，推进基于区域人口健康信息平台的医疗健康大数据开放共享、深度挖掘和广泛应用。消除数据壁垒，建立跨部门跨领域密切配合、统一归口的健康医疗数据共享机制，实现公共卫生、计划生育、医疗服务、医疗保障、药品供应、综合管理等应用信息系统数据采集、集成共享和业务协同。

建立和完善全国健康医疗数据资源目录体系，全面深化健康医疗大数据在行业治理、临床和科研、公共卫生、教育培训等领域的应用，培育健康医疗大数据应用新业态。加强健康医疗大数据相关法规和标准体系建设，强化国家、区域人口健康信息工程技术能力，制定分级分类分域的数据应用政策规范，推进网络可信体系建设，注重内容安全、数据安全和技术安全，加强健康医疗数据安全保障和患者隐私保护。加强互联网健康服务监管。

第二十五章　加强健康法治建设

推动颁布并实施基本医疗卫生法、中医药法，修订实施药品管理法，加强重点领域法律法规的立法和修订工作，完善部门规章和地方政府规章，健全健康领域标准规范和指南体系。强化政府在医疗卫生、食品、药品、环境、体育等健康领域的监管职责，建立政府监管、行业自律和社会监督相结合的监督管理体制。加强健康领域监督执法体系和能力建设。

第二十六章　加强国际交流合作

实施中国全球卫生战略，全方位积极推进人口健康领域的国际合作。以双边合作机制为基础，创新合作模式，加强人文交流，促进我国和"一带一路"沿线国家卫生合作。加强南南合作，落实中非公共卫生合作计划，继续向发展中国家派遣医疗队员，重点加强包括妇幼保健在内的医疗援助，重点支持疾病预防控制体系建设。加强中医药国际交流与合作。充分利用国家高层战略对话机制，将卫生纳入大国外交议程。积极参与全球卫生治理，在相关国际标准、规范、指南等的研究、谈判与制定中发挥影响，提升健康领域国际影响力和制度性话语权。

第八篇　强化组织实施

第二十七章　加强组织领导

完善健康中国建设推进协调机制，统筹协调推进健康中国建设全局性工作，审议重大项目、重大政策、重大工程、重大问题和重要工作安排，加强战略谋划，指导部门、地方开展工作。

各地区各部门要将健康中国建设纳入重要议事日程，健全领导体制和工作机制，将健康中国建设列入经济社会发展规划，将主要健康指标纳入各级党委和政府考核指标，完善考核机制和问责制度，做好相关任务的实施落实工作。注重发挥工会、共青团、妇联、残联等群团组织以及其他社会组织的作用，充分发挥民主党派、工商联和无党派人士作用，最大限度凝聚全社会共识和力量。

第二十八章　营造良好社会氛围

大力宣传党和国家关于维护促进人民健康的重大战略思想和方针政策，宣传推进健康中国建设的重大意义、总体战略、目标任务和重大举措。加强正面宣传、舆论监督、科学引导和典型报道，增强社会对健康中国建设的普遍认知，形成全社会关心支持健康中国建设的良好社会氛围。

第二十九章　做好实施监测

制定实施五年规划等政策文件，对本规划纲要各项政策和措施进行细化完善，明确各个阶段所要实施的重大工程、重大项目和重大政策。建立常态化、经常化的督查考核机制，强化激励和问责。建立健全监测评价机制，制定规划纲要任务部门分工方案和监测评估方案，并对实施进度和效果进行年度监测和评估，适时对目标任务进行必要调整。充分尊重人民群众的首创精神，对各地在实施规划纲要中好的做法和有效经验，要及时总结，积极推广。

二、国务院
关于实施健康中国行动的意见

国务院关于实施健康中国行动的意见

国发〔2019〕13号

各省、自治区、直辖市人民政府，国务院各部委、各直属机构：

人民健康是民族昌盛和国家富强的重要标志，预防是最经济最有效的健康策略。党中央、国务院发布《"健康中国2030"规划纲要》，提出了健康中国建设的目标和任务。党的十九大做出实施健康中国战略的重大决策部署，强调坚持预防为主，倡导健康文明生活方式，预防控制重大疾病。为加快推动从以治病为中心转变为以人民健康为中心，动员全社会落实预防为主方针，实施健康中国行动，提高全民健康水平，现提出以下意见。

一、行动背景

新中国成立后特别是改革开放以来，我国卫生健康事业获得了长足发展，居民主要健康指标总体优于中高收入国家平均水平。随着工业化、城镇化、人口老龄化进程加快，我国居民生产生活方式和疾病谱不断发生变化。心脑血管疾病、癌症、慢性呼吸系统疾病、糖尿病等慢性非传染性疾病导致的死亡人数占总死亡人数的88%，导致的疾病负担占疾病总负担的70%以上。居民健康知识知晓率偏低，吸烟、过量饮酒、缺乏锻炼、不合理膳食等不健康生活方式比较普遍，由此引起的疾病问题日益突出。肝炎、结核病、艾滋病等重大传染病防控形势仍然严峻，精神卫生、职业健康、地方病等方面问题不容忽视。

为坚持预防为主，把预防摆在更加突出的位置，积极有效应对当前突出健康问题，必须关口前移，采取有效干预措施，细化落实《"健康中国2030"规划纲要》对普及健康生活、优化健康服务、建设健康环境等部署，聚焦当前和今后一段时期内影响人民健康的重大疾病和突出问题，实施疾病预防和健康促进的中长期行动，健全全社会落实预防为主的制度体系，持之以恒加以推进，努力使群众不生病、少生病，提高生活质量。

二、总体要求

（一）指导思想

以习近平新时代中国特色社会主义思想为指导，全面贯彻党的十九大和十九届二中、三中全会精神，坚持以人民为中心的发展思想，坚持改革创新，贯彻新时代卫生与健康工作方针，强化政府、社会、个人责任，加快推动卫生健康工作理念、服务方式从以治病为中心转变为以人民健康为中心，建立健全健康教育体系，普及健康知识，引导群众建立正确健康观，加强早期干预，形成有利于健康的生活方式、生态环境和社会环境，延长健康寿命，为全方位全周期保障人民健康、建设健康中国奠定坚实基础。

（二）基本原则

普及知识、提升素养。把提升健康素养作为增进全民健康的前提，根据不同人群特点有针对性地加强健康教育与促进，让健康知识、行为和技能成为全民普遍具备的素质和能力，实现健康素养人人有。

自主自律、健康生活。倡导每个人是自己健康第一责任人的理念，激发居民热爱健康、追求健康的热情，养成符合自身和家庭特点的健康生活方式，合理膳食、科学运动、戒烟限酒、心理平衡，实现健康生活少生病。

早期干预、完善服务。对主要健康问题及影响因素尽早采取有效干预措施，完善防治策略，推动健康服务供给侧结构性改革，提供系统连续的预防、治疗、康复、健康促进一体化服务，加强医疗保障政策与健康服务的衔接，实现早诊早治早康复。

全民参与、共建共享。强化跨部门协作，鼓励和引导单位、社区（村）、家庭和个人行动起来，形成政府积极主导、社会广泛动员、人人尽责尽力的良好局面，实现健康中国行动齐参与。

（三）总体目标

到2022年，健康促进政策体系基本建立，全民健康素养水平稳步提高，健康生活方式加快推广，重大慢性病发病率上升趋势得到遏制，重点传染病、严重精神障碍、地方病、职业病得到有效防控，致残和死亡风险逐步降低，重点人群健康状况显著改善。

到2030年，全民健康素养水平大幅提升，健康生活方式基本普及，居民主要健康影响因素得到有效控制，因重大慢性病导致的过早死亡率明显降低，人均健康预期寿命得到较大提高，居民主要健康指标水平进入高收入国家行列，健康公平基本实现。

三、主要任务

（一）全方位干预健康影响因素

303

1.实施健康知识普及行动。维护健康需要掌握健康知识。面向家庭和个人普及预防疾病、早期发现、紧急救援、及时就医、合理用药等维护健康的知识与技能。建立并完善健康科普专家库和资源库，构建健康科普知识发布和传播机制。强化医疗卫生机构和医务人员开展健康促进与教育的激励约束。鼓励各级电台电视台和其他媒体开办优质健康科普节目。到2022年和2030年，全国居民健康素养水平分别不低于22%和30%。

2.实施合理膳食行动。合理膳食是健康的基础。针对一般人群、特定人群和家庭，聚焦食堂、餐厅等场所，加强营养和膳食指导。鼓励全社会参与减盐、减油、减糖，研究完善盐、油、糖包装标准。修订预包装食品营养标签通则，推进食品营养标准体系建设。实施贫困地区重点人群营养干预。到2022年和2030年，成人肥胖增长率持续减缓，5岁以下儿童生长迟缓率分别低于7%和5%。

3.实施全民健身行动。生命在于运动，运动需要科学。为不同人群提供针对性的运动健身方案或运动指导服务。努力打造百姓身边健身组织和"15分钟健身圈"。推进公共体育设施免费或低收费开放。推动形成体医结合的疾病管理和健康服务模式。把高校学生体质健康状况纳入对高校的考核评价。到2022年和2030年，城乡居民达到《国民体质测定标准》合格以上的人数比例分别不少于90.86%和92.17%，经常参加体育锻炼人数比例达到37%及以上和40%及以上。

4.实施控烟行动。吸烟严重危害人民健康。推动个人和家庭充分了解吸烟和二手烟暴露的严重危害。鼓励领导干部、医务人员和教师发挥控烟引领作用。把各级党政机关建设成无烟机关。研究利用税收、价格调节等综合手段，提高控烟成效。完善卷烟包装烟草危害警示内容和形式。到2022年和2030年，全面无烟法规保护的人口比例分别达到30%及以上和80%及以上。

5.实施心理健康促进行动。心理健康是健康的重要组成部分。通过心理健康教育、咨询、治疗、危机干预等方式，引导公众科学缓解压力，正确认识和应对常见精神障碍及心理行为问题。健全社会心理服务网络，加强心理健康人才培养。建立精神卫生综合管理机制，完善精神障碍社区康复服务。到2022年和2030年，居民心理健康素养水平提升到20%和30%，心理相关疾病发生的上升趋势减缓。

6.实施健康环境促进行动。良好的环境是健康的保障。向公众、家庭、单位（企业）普及环境与健康相关的防护和应对知识。推进大气、水、土壤污染防治。推进健康城市、健康村镇建设。建立环境与健康的调查、监测和风险评估制度。采取有效措施预防控制环境污染相关疾病、道路交通伤害、消费品质量安全事故等。到2022年和2030年，居民饮用水水质达标情况明显改善，并持续改善。

（二）维护全生命周期健康

7.实施妇幼健康促进行动。孕产期和婴幼儿时期是生命的起点。针对婚前、孕前、孕期、儿童等阶段特点，积极引导家庭科学孕育和养育健康新生命，健全出生缺陷防治体系。加强儿童早期发展服务，完善婴幼儿照护服务和残疾儿童康复救助制度。促进生殖健康，推进农村妇女宫颈癌和乳腺癌检查。到2022年和2030年，婴儿死亡率分别控制在7.5‰及以下和5‰及以下，孕产妇死亡率分别下降到18/10万及以下和12/10万及以下。

8.实施中小学健康促进行动。中小学生处于成长发育的关键阶段。动员家庭、学校和社会共同维护中小学生身心健康。引导学生从小养成健康生活习惯，锻炼健康体魄，预防近视、肥胖等疾病。中小学校按规定开齐开足体育与健康课程。把学生体质健康状况纳入对学校的绩效考核，结合学生年龄特点，以多种方式对学生健康知识进行考试考查，将体育纳入高中学业水平测试。到2022年和2030年，国家学生体质健康标准达标优良率分别达到50%及以上和60%及以上，全国儿童青少年总体近视率力争每年降低0.5个百分点以上，新发近视率明显下降。

9.实施职业健康保护行动。劳动者依法享有职业健康保护的权利。针对不同职业人群，倡导健康工作方式，落实用人单位主体责任和政府监管责任，预防和控制职业病危害。完善职业病防治法规标准体系。鼓励用人单位开展职工健康管理。加强尘肺病等职业病救治保障。到2022年和2030年，接尘工龄不足5年的劳动者新发尘肺病报告例数占年度报告总例数的比例实现明显下降，并持续下降。

10.实施老年健康促进行动。老年人健康快乐是社会文明进步的重要标志。面向老年人普及膳食营养、体育锻炼、定期体检、健康管理、心理健康以及合理用药等知识。健全老年健康服务体系，完善居家和社区养老政策，推进医养结合，探索长期护理保险制度，打造老年宜居环境，实现健康老龄化。到2022年和2030年，65岁至74岁老年人失能发生率有所下降，65岁及以上人群老年期痴呆患病率增速下降。

（三）防控重大疾病

11.实施心脑血管疾病防治行动。心脑血管疾病是我国居民第一位死亡原因。引导居民学习掌握心肺复苏等自救互救知识技能。对高危人群和患者开展生活方式指导。全面落实35岁以上人群首诊测血压制度，加强高血压、高血糖、血脂异常的规范管理。提高院前急救、静脉溶栓、动脉取栓等应急处置能力。到2022年和2030年，心脑血管疾病死亡率分别下降到209.7/10万及以下和190.7/10万及以下。

12.实施癌症防治行动。癌症严重影响人民健康。倡导积极预防癌症，推进早筛查、早诊断、早治疗，降低癌症发病率和死亡率，提高患者生存质量。有序扩大癌症筛查范围。推广应用常见癌症诊疗规范。提升中西部地区及基层癌症诊疗能力。加强癌症防治科技攻关。加快临床急需药物审评审批。到2022年和2030年，总体癌症5年生存率分别不低于43.3%和46.6%。

13.实施慢性呼吸系统疾病防治行动。慢性呼吸系统疾病严重影响患者生活质量。引导重点人群早期发现疾病，控制危险因素，预防疾病发生发展。探索高危人群首诊测量肺功能、40岁及以上人群体检检测肺功能。加强慢阻肺患者健康管理，提高基层医疗卫生机构肺功能检查能力。到2022年和2030年，70岁及以下人群慢性呼

吸系统疾病死亡率下降到9/10万及以下和8.1/10万及
以下。

14.实施糖尿病防治行动。我国是糖尿病患病率增长
最快的国家之一。提示居民关注血糖水平，引导糖尿病
前期人群科学降低发病风险，指导糖尿病患者加强健康
管理，延迟或预防糖尿病的发生发展。加强对糖尿病患
者和高危人群的健康管理，促进基层糖尿病及并发症筛
查标准化和诊疗规范化。到2022年和2030年，糖尿病患
者规范管理率分别达到60%及以上和70%及以上。

15.实施传染病及地方病防控行动。传染病和地方
病是重大公共卫生问题。引导居民提高自我防范意识，
讲究个人卫生，预防疾病。充分认识疫苗对预防疾病的
重要作用。倡导高危人群在流感流行季节前接种流感疫
苗。加强艾滋病、病毒性肝炎、结核病等重大传染病防
控，努力控制和降低传染病流行水平。强化寄生虫病、
饮水型燃煤型氟砷中毒、大骨节病、氟骨症等地方病防
治，控制和消除重点地方病。到2022年和2030年，以乡
（镇、街道）为单位，适龄儿童免疫规划疫苗接种率保
持在90%以上。

四、组织实施

（一）**加强组织领导**。国家层面成立健康中国行动
推进委员会，制定印发《健康中国行动（2019—2030
年）》，细化上述15个专项行动的目标、指标、任务和

职责分工，统筹指导各地区各相关部门加强协作，研究疾病的综合防治策略，做好监测考核。要根据医学进步和相关技术发展等情况，适时组织修订完善《健康中国行动（2019—2030年）》内容。各地区要结合实际健全领导推进工作机制，研究制定实施方案，逐项抓好任务落实。各相关部门要按照职责分工，将预防为主、防病在先融入各项政策举措中，研究具体政策措施，推动落实重点任务。

（二）动员各方广泛参与。凝聚全社会力量，形成健康促进的强大合力。鼓励个人和家庭积极参与健康中国行动，落实个人健康责任，养成健康生活方式。各单位特别是各学校、各社区（村）要充分挖掘和利用自身资源，积极开展健康细胞工程建设，创造健康支持性环境。鼓励企业研发生产符合健康需求的产品，增加健康产品供给，国有企业特别是中央企业要做出表率。鼓励社会捐资，依托社会力量依法成立健康中国行动基金会，形成资金来源多元化的保障机制。鼓励金融机构创新健康类产品和服务。卫生健康相关行业学会、协会和群团组织以及其他社会组织要充分发挥作用，指导、组织健康促进和健康科普工作。

（三）健全支撑体系。加强公共卫生体系建设和人才培养，提高疾病防治和应急处置能力。加强财政支持，强化资金统筹，优化资源配置，提高基本公共卫生服务项目、重大公共卫生服务项目资金使用的针对性和有效

309

性。加强科技支撑，开展一批影响健康因素和疑难重症诊疗攻关重大课题研究，国家科技重大专项、重点研发计划要给予支持。完善相关法律法规体系，开展健康政策审查，保障各项任务落实和目标实现。强化信息支撑，推动部门和区域间共享健康相关信息。

（四）注重宣传引导。采取多种形式，强化舆论宣传，及时发布政策解读，回应社会关切。设立健康中国行动专题网站，大力宣传实施健康中国行动、促进全民健康的重大意义、目标任务和重大举措。编制群众喜闻乐见的解读材料和文艺作品，以有效方式引导群众了解和掌握必备健康知识，践行健康生活方式。加强科学引导和典型报道，增强社会的普遍认知，营造良好的社会氛围。

国务院

2019年6月24日

三、2018年我国卫生健康事业发展统计公报

2018年我国卫生健康事业发展统计公报

2018年是全面贯彻落实党的十九大精神开局之年，全国卫生健康系统坚决贯彻党中央、国务院的决策部署，全力推进健康中国建设，继续深化医药卫生体制改革，疾病防控和医疗服务能力持续增强，人口发展、妇幼卫生与健康老龄化工作稳步推进，中医药服务工作得到加强，综合监督水平不断提升，城乡居民健康水平持续提高。居民人均预期寿命由2017年的76.7岁提高到2018年的77.0岁，孕产妇死亡率从19.6/10万下降到18.3/10万，婴儿死亡率从6.8‰下降到6.1‰。

一、卫生资源

（一）医疗卫生机构总数。2018年末，全国医疗卫生机构总数达997434个，比上年增加10785个。其中：医院33009个，基层医疗卫生机构943639个，专业公共卫生机构18034个。与上年相比，医院增加1953个，基层医疗卫生机构增加10615个，专业公共卫生机构减少1862个（见表1）。

医院中，公立医院12032个，民营医院20977个。医院按等级分：三级医院2548个（其中，三级甲等医院1442个），二级医院9017个，一级医院10831个，未定级医院10613个。医院按床位数分：100张以下床位医院

20054个，100－199张床位医院4786个，200－499张床位医院4437个，500－799张床位医院1858个，800张及以上床位医院1874个。

基层医疗卫生机构中，社区卫生服务中心（站）34997个，乡镇卫生院36461个，诊所和医务室228019个，村卫生室622001个。政府办基层医疗卫生机构121918个。

专业公共卫生机构中，疾病预防控制中心3443个，其中：省级31个、市（地）级417个、县（区、县级市）级2758个。卫生监督机构2949个，其中：省级29个、市（地）级392个、县（区、县级市）级2515个。妇幼保健机构3080个，其中：省级26个、市（地）级381个、县（区、县级市）级2571个。

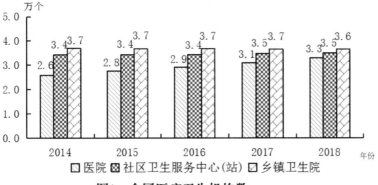

图1　全国医疗卫生机构数

表1 全国医疗卫生机构及床位数

机构类别	机构数（个）		床位数（张）	
	2017	2018	2017	2018
总计	986649	997434	7940252	8404088
医院	31056	33009	6120484	6519749
公立医院	12297	12032	4631146	4802171
民营医院	18759	20977	1489338	1717578
医院中：三级医院	2340	2548	2359911	2567138
二级医院	8422	9017	2450707	2554366
一级医院	10050	10831	584911	630281
基层医疗卫生机构	933024	943639	1528528	1583587
#社区卫生服务中心（站）	34652	34997	218358	231274
#政府办	18014	17715	156855	165311
乡镇卫生院	36551	36461	1292076	1333909
#政府办	36083	35973	1277665	1186402
村卫生室	632057	622001	–	–
诊所（医务室）	211572	228019	167	347
专业公共卫生机构	19896	18034	262570	274394
#疾病预防控制中心	3456	3443	–	–
专科疾病防治机构	1200	1161	40833	40845
妇幼保健机构	3077	3080	221136	232848
卫生监督所（中心）	2992	2949	–	–
其他机构	2673	2752	28670	26358

注：#系其中数。以下各表同。

（二）床位数。2018年末，全国医疗卫生机构床位840.4万张，其中：医院652.0万张（占77.6%），基层医疗卫生机构158.4万张（占18.8%）。医院中，公立医院床位占73.7%，民营医院床位占26.3%。与上年比较，床位增加46.4万张，其中：医院床位增加39.9万张，基层医疗卫生机构床位增加5.5万张。每千人口医疗卫生机构床位数由2017年5.72张增加到2018年6.03张。

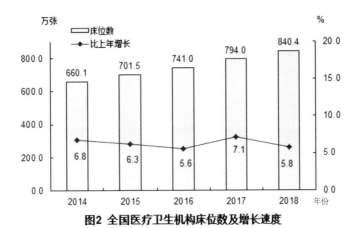

图2 全国医疗卫生机构床位数及增长速度

（三）卫生人员总数。2018年末，全国卫生人员总数达1230.0万人，比上年增加55.1万人（增长4.7%）。

2018年末卫生人员总数中，卫生技术人员952.9万人，乡村医生和卫生员90.7万人，其他技术人员47.7万人，管理人员52.9万人，工勤技能人员85.8万人。卫生技术人员中，执业（助理）医师360.7万人，注册护士409.9万人。与上年比较，卫生技术人员增加54.1万人（增长6.0%）（见表2）。

2018年末卫生人员机构分布：医院737.5万人（占60.0%），基层医疗卫生机构396.5万人（占32.2%），专业公共卫生机构88.3万人（占7.2%）（见表3）。

2018年末卫生技术人员学历结构：本科及以上占

34.6%，大专占37.8%，中专占22.3%，高中及以下占5.4%；技术职务（聘）结构：高级（主任及副主任级）占8.0%，中级（主治及主管）占19.9%，初级（师、士级）占61.1%，待聘占10.9%。

2018年，每千人口执业（助理）医师2.59人，每千人口注册护士2.94人；每万人口全科医生2.22人，每万人口专业公共卫生机构人员6.34人。

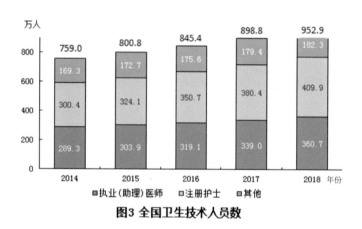

图3 全国卫生技术人员数

（四）卫生总费用。2018年全国卫生总费用预计达57998.3亿元，其中：政府卫生支出16390.7亿元（占28.3%），社会卫生支出24944.7亿元（占43.0%），个人卫生支出16662.9亿元（占28.7%）。人均卫生总费用4148.1元，卫生总费用占GDP百分比为6.4%（见表4）。

表2 全国卫生人员数

指　标	2017	2018
卫生人员总数（万人）	1174.9	1230.0
卫生技术人员	898.8	952.9
#执业（助理）医师	339.0	360.7
#执业医师	282.9	301.0
注册护士	380.4	409.9
药师（士）	45.3	46.8
技师（士）	48.1	50.6
乡村医生和卫生员	96.9	90.7
其他技术人员	45.1	47.7
管理人员	50.9	52.9
工勤技能人员	83.2	85.8
每千人口执业（助理）医师（人）	2.44	2.59
每万人口全科医生（人）	1.82	2.22
每千人口注册护士（人）	2.74	2.94
每万人口公共卫生人员（人）	6.28	6.34

注：卫生人员和卫生技术人员包括公务员中取得

"卫生监督员证书"的人数。下表同。

317

表3 全国各类医疗卫生机构人员数（万人）

机构类别	人员数		卫生技术人员	
	2017	2018	2017	2018
总计	1174.9	1230.0	898.8	952.9
医院	697.7	737.5	578.5	612.9
公立医院	554.9	574.8	468.5	486.8
民营医院	142.8	162.7	110.0	126.1
基层医疗卫生机构	382.6	396.5	250.5	268.3
#社区卫生服务中心（站）	55.5	58.3	47.4	49.9
乡镇卫生院	136.0	139.1	115.1	118.1
专业公共卫生机构	87.2	88.3	66.2	67.8
#疾病预防控制中心	19.1	18.8	14.2	14.0
卫生监督所（中心）	8.3	8.2	6.8	6.8
其他机构	7.4	7.8	3.7	3.9

表4　全国卫生总费用

指　标	2017	2018
卫生总费用（亿元）	52598.3	57998.3
政府卫生支出	15205.9	16390.7
社会卫生支出	22258.8	24944.7
个人卫生现金支出	15133.6	16662.9
卫生总费用构成（%）	100.0	100.0
政府卫生支出	28.91	28.26
社会卫生支出	42.32	43.01
个人卫生现金支出	28.77	28.73
卫生总费用占GDP（%）	6.36	6.39
人均卫生费用（元）	3783.8	4148.1

注：2018年系初步推算数。

二、医疗服务

（一）门诊和住院量。2018年，全国医疗卫生机构总诊疗人次达83.1亿人次，比上年增加1.3亿人次（增长1.6%）。2018年居民到医疗卫生机构平均就诊6.0次。

2018年总诊疗人次中，医院35.8亿人次（占43.1%），基层医疗卫生机构44.1亿人次（占53.1%），其他医疗机构3.2亿人次（占3.9%）。与上年比较，医院诊疗人次增加1.4亿人次，基层医疗卫生机构诊疗人次减少0.2亿人次。

2018年公立医院诊疗人次30.5亿人次（占医院总数的85.2%），民营医院5.3亿人次（占医院总数的

14.8%）（见表5）。

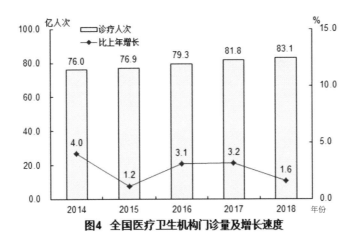

图4 全国医疗卫生机构门诊量及增长速度

2018年乡镇卫生院和社区卫生服务中心（站）门诊量达19.2亿人次，比上年增加0.4亿人次。乡镇卫生院和社区卫生服务中心（站）门诊量占门诊总量的23.1%，所占比重比上年上升0.1个百分点。

2018年，全国医疗卫生机构入院人数25453万人，比上年增加1017万人（增长4.2%），年住院率为18.2%。

2018年入院人数中，医院20017万人（占78.6%），基层医疗卫生机构4375万人（占17.2%），其他医疗机构1061万人（占4.2%）。与上年比较，医院入院增加1017万人，基层医疗卫生机构入院减少75万人，其他医疗机构入院减少10万人。

2018年，公立医院入院人数16351万人（占医院总数的81.7%），民营医院3666万人（占医院总数的18.3%）（见表5）。

表5　全国医疗服务工作量

机构类别	诊疗人次数（亿人次）		入院人数（万人）	
	2017	2018	2017	2018
医疗卫生机构合计	81.8	83.1	24436	25453
医院	34.4	35.8	18915	20017
公立医院	29.5	30.5	15595	16351
民营医院	4.9	5.3	3321	3666
医院中：				
三级医院	17.3	18.5	8396	9292
二级医院	12.7	12.8	8006	8177
一级医院	2.2	2.2	1169	1209
基层医疗卫生机构	44.3	44.1	4450	4375
其他机构	3.1	3.2	1071	1061
合计中：非公医疗卫生机构	18.4	18.9	3401	3737

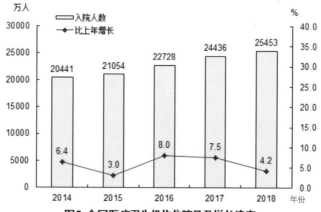

图5 全国医疗卫生机构住院量及增长速度

（二）**医院医师工作负荷**。2018年，医院医师日均担负诊疗7.0人次和住院2.5床日，其中：公立医院医师日均担负诊疗7.5人次和住院2.6床日。医院医师日均担负工作量与上年相比略有下降（见表6）。

表6　医院医师担负工作量

机构类别	医师日均担负诊疗人次		医师日均担负住院床日	
	2017	2018	2017	2018
医院	7.1	7.0	2.6	2.5
公立医院	7.6	7.5	2.6	2.6
民营医院	5.3	5.0	2.3	2.3
医院中：三级医院	7.9	7.8	2.6	2.6
二级医院	6.8	6.7	2.7	2.7
一级医院	5.7	5.5	1.9	1.9

（三）**病床使用**。2018年，全国医院病床使用率84.2%，其中：公立医院91.1%。与上年比较，医院病床使用率下降0.8个百分点（其中公立医院下降0.2个百分点）。2018年医院出院者平均住院日为9.3日（其中，公立医院9.3日），医院出院者平均住院日与上年持平（见表7）。

（四）**改善医疗服务**。截至2018年底，二级及以上公立医院中，45.4%开展了预约诊疗，90.8%开展了临床路径管理，52.9%开展了远程医疗服务，85.8%参与同级检查结果互认，70.9%开展了优质护理服务。

（五）**血液保障**。2018年，全年无偿献血人次数达到

表7 医院病床使用情况

机构类别	病床使用率（%）		出院者平均住院日	
	2017	2018	2017	2018
医院	85.0	84.2	9.3	9.3
公立医院	91.3	91.1	9.4	9.3
民营医院	63.4	63.2	8.7	8.9
医院中：三级医院	98.6	97.5	9.8	9.6
二级医院	84.0	83.0	8.7	8.8
一级医院	57.5	56.9	8.6	8.8

1499万人次，采血量达到2569.5万单位，较2017年分别增长2.8%和3.7%，千人口献血率接近11.2。

三、基层卫生服务

（一）农村卫生。2018年底，全国1827个县（县级市）共设有县级医院15474所、县级妇幼保健机构1907所、县级疾病预防控制中心2090所、县级卫生监督所1822所，四类县级卫生机构共有卫生人员303.9万人。

2018年底，全国3.16万个乡镇共设3.6万个乡镇卫生院，床位133.4万张，卫生人员139.1万人（其中卫生技术人员118.1万人）。与上年比较，乡镇卫生院减少90个（乡镇撤并后卫生院合并），床位增加4.2万张，人员增加3.1万人。2018年，每千农村人口乡镇卫生院床位达1.39张，每千农村人口乡镇卫生院人员达1.45人（见表8）。

表8　全国农村乡镇卫生院医疗服务情况

指　标	2017	2018
乡镇数（万个）	3.16	3.16
乡镇卫生院数（个）	36551	36461
床位数（万张）	129.2	133.4
卫生人员数（万人）	136.0	139.1
#卫生技术人员	115.1	118.1
#执业（助理）医师	46.6	47.9
每千农村人口乡镇卫生院床位（张）	1.35	1.39
每千农村人口乡镇卫生院人员（人）	1.42	1.45
诊疗人次（亿人次）	11.1	11.2
入院人数（万人）	4047	3984
医师日均担负诊疗人次	9.6	9.3
医师日均担负住院床日	1.6	1.6
病床使用率（%）	61.3	59.6
出院者平均住院日（日）	6.3	6.4

注：*农村人口系推算数。

2018年底，全国54.2万个行政村共设62.2万个村卫生室。村卫生室人员达144.1万人，其中：执业（助理）医师38.1万人、注册护士15.3万人、乡村医生和卫生员90.7万人。平均每村村卫生室人员2.32人。与上年比较，村卫生室数减少1.0万个，人员总数有所减少（见表9）。

2018年，全国县级（含县级市）医院诊疗人次达11.9亿人次，比上年增加0.5亿人次；入院人数8744.6万人，比上年增加380.4万人；病床使用率81.7%，比上年下降0.3个百分点。

2018年，乡镇卫生院诊疗人次为11.2亿人次，比上

表9　全国村卫生室及人员数

指　标	2017	2018
行政村数（万个）	55.4	54.2
村卫生室数（万个）	63.2	62.2
人员总数（万人）	145.5	144.1
执业（助理）医师数	35.1	38.1
注册护士数	13.5	15.3
乡村医生和卫生员数	96.9	90.7
#乡村医生	90.1	84.5
平均每村村卫生室人员数（人）	2.30	2.32

注：村卫生室执业（助理）医师和注册护士数包括乡镇
　　卫生院设点的数字。

年增加0.1亿人次；入院人数3984万人，比上年减少63万人。2018年，医师日均担负诊疗9.3人次和住院1.6床日。病床使用率59.6%，出院者平均住院日6.4日。与上年相比，乡镇卫生院医师工作负荷略有下降，病床使用率下降1.7个百分点，平均住院日比上年延长0.1日。

2018年村卫生室诊疗量达16.7亿人次，比上年减少1.2亿人次，平均每个村卫生室年诊疗量2685人次。

（二）社区卫生。2018年底，全国已设立社区卫生服务中心（站）34997个，其中：社区卫生服务中心9352个，社区卫生服务站25645个。与上年相比，社区卫生服务中心增加205个，社区卫生服务站增加140个。社区卫生服务中心人员46.2万人，平均每个中心49人；社区卫生服务站人员12.0万人，平均每站5人。社区卫生服务中心（站）人员数比上年增加2.8万人，增长5.1%。

2018年，全国社区卫生服务中心诊疗人次6.4亿人次，入院人数339.5万人，诊疗人次比上年增加；平均每个中心年诊疗量6.8万人次，年入院量363人；医师日均担负诊疗16.1人次和住院0.6日。2018年，全国社区卫生服务站诊疗人次1.6亿人次，平均每站年诊疗量6244人次，医师日均担负诊疗13.7人次（见表10）。

表10　全国社区卫生服务情况

指　标	2017	2018
街道数（个）	8243	8393
社区卫生服务中心数（个）	9147	9352
床位数（万张）	19.9	20.9
卫生人员数（万人）	43.7	46.2
#卫生技术人员	37.0	39.2
#执业（助理）医师	15.1	16.1
诊疗人次（亿人次）	6.1	6.4
入院人数（万人）	344.2	339.5
医师日均担负诊疗人次	16.2	16.1
医师日均担负住院床日	0.7	0.6
病床使用率（%）	54.8	52.0
出院者平均住院日	9.5	9.9
社区卫生服务站数（个）	25505	25645
卫生人员数（人）	117294	120365
#卫生技术人员	103750	106928
#执业（助理）医师	46893	48444
诊疗人次（亿人次）	1.6	1.6
医师日均担负诊疗人次	14.1	13.7

（三）国家基本公共卫生服务项目。国家基本公共卫生服务项目人均经费补助标准从2017年的52.6元提高至2018年的57.6元，健康素养促进和免费提供避孕药具纳

入国家基本公共卫生服务项目，项目内容从12类整合扩展至14类。

四、中医药服务

（一）**中医类机构、床位及人员数。** 2018年末，全国中医类医疗卫生机构总数达60738个，比上年增加6495个。其中：中医类医院4939个，中医类门诊部、诊所55757个，中医类研究机构42个。与上年比较，中医类医院增加373个，中医类门诊部及诊所增加6125个（见表11）。

表11　全国中医类医疗卫生机构数和床位数

机构类别	机构数（个）		床位数（张）	
	2017	2018	2017	2018
总计	54243	60738	1135615	1234237
中医类医院	4566	4939	951356	1021548
中医医院	3695	3977	818216	872052
中西医结合医院	587	650	99680	110579
民族医医院	284	312	33460	38917
中医类门诊部	2418	2958	494	548
中医门诊部	2015	2495	409	423
中西医结合门诊部	374	436	72	112
民族医门诊部	29	27	13	13
中医类诊所	47214	52799	－	－
中医诊所	38882	43802	－	－
中西医结合诊所	7747	8389	－	－
民族医诊所	585	608	－	－
中医类研究机构	45	42	－	－
中医（药）研究院（所）	36	33	－	－
中西医结合研究所	2	2	－	－
民族医（药）学研究所	7	7	－	－
其他医疗机构中医类临床科室	－	－	183765	212141

注：中医类临床科室包括中医科各专业、中西医结合科、民族医学科。

2018年末，全国中医类医疗卫生机构床位123.4万张，其中：中医类医院102.2万张（占82.8%）。与上年比较，中医类床位增加9.9万张，其中：中医类医院床位增加7.0万张。

2018年末，提供中医服务的社区卫生服务中心占同类机构的98.5%，社区卫生服务站占87.2%，乡镇卫生院占97.0%，村卫生室占69.0%（见表12）。

表12 提供中医服务的基层医疗卫生机构占同类机构的比重（%）

机构类别	2017	2018
社区卫生服务中心	98.2	98.5
社区卫生服务站	85.5	87.2
乡镇卫生院	96.0	97.0
村卫生室	66.4	69.0

注：本表不含分支机构。

2018年末，全国中医药卫生人员总数达71.5万人，比上年增加5.1万人（增长7.7%）。其中，中医类别执业（助理）医师57.5万人，中药师（士）12.4万人。两类人员较上年有所增加（见表13）。

（二）中医医疗服务。2018年，全国中医类医疗卫生机构总诊疗人次达10.7亿人次，比上年增加0.5亿人次（

表13 全国中医药人员数

指　标	2017	2018
中医药人员总数（万人）	66.4	71.5
中医类别执业（助理）医师	52.7	57.5
见习中医师	1.6	1.6
中药师（士）	12.0	12.4
中医药人员占同类人员总数的%		
中医类别执业（助理）医师	15.5	16.0
见习中医师	7.7	7.6
中药师（士）	26.6	26.5

增长5.2%）。其中，中医类医院6.3亿人次（占58.8%），中医类门诊部及诊所1.8亿人次（占16.6%），其他医疗机构中医类临床科室2.6亿人次（占24.5%）。

2018年，全国中医类医疗卫生机构出院人数3584.7万人，比上年增加293.7万人（增长8.9%）。其中，中医类医院3041万人（占84.8%），中医类门诊部0.7万人，其他医疗卫生机构中医类临床科室542.9万人（占15.1%）（见表14）。

五、病人医药费用

（一）医院病人医药费用。2018年，医院次均门诊费用274.1元，按当年价格比上年上涨6.7%，按可比价格上涨4.5%；人均住院费用9291.9元，按当年价格比上年上涨4.5%，按可比价格上涨2.4%。日均住院费用1002.8元（见表15）。

表14 全国中医类医疗卫生机构医疗服务量

指标	诊疗人次（万人次）		出院人数（万人）	
	2017	2018	2017	2018
中医类总计	101885.4	107147.1	3291.0	3584.7
中医类医院	60379.8	63052.7	2816.1	3041.0
中医医院	52849.2	54840.5	2481.9	2661.3
中西医结合医院	6363.0	6821.0	259.9	288.0
民族医医院	1167.5	1391.1	74.3	91.8
中医类门诊部	2322.6	2821.0	1.2	0.7
中医门诊部	2063.9	2504.8	1.1	0.6
中西医结合门诊部	253.0	310.0	0.1	0.1
民族医门诊部	5.7	6.2	—	—
中医类诊所	13660.9	14973.2	—	—
中医诊所	10894.3	11993.5	—	—
中西医结合诊所	2644.4	2856.9	—	—
民族医诊所	122.2	122.8	—	—
其他医疗卫生机构中医类临床科室	25522.2	26300.3	473.7	542.9
中医类服务量占医疗服务总量的%	15.9	16.2	13.6	14.1

2018年，医院次均门诊药费（112.0元）占40.9%，比上年（42.7%）下降1.8个百分点；医院人均住院药费（2621.6元）占28.2%，比上年（31.1%）下降2.9个百分点。

2018年各级公立医院中，三级医院次均门诊费用上涨5.2%（当年价格，下同），人均住院费用上涨1.7%，低于公立医院病人费用涨幅（见表15）。

（二）基层医疗卫生机构病人医药费用。2018年，社区卫生服务中心次均门诊费用132.3元，按当年价格比上年上涨13.1%，按可比价格上涨10.8%；人均住院费用

表15 医院病人门诊和住院费用

指 标	医院		公立医院					
					三级医院		二级医院	
	2017	2018	2017	2018	2017	2018	2017	2018
次均门诊费用（元）	257.0	274.1	257.1	272.2	306.1	322.1	197.1	204.3
上涨%（当年价格）	4.7	6.7	4.3	5.9	3.8	5.2	3.4	3.7
上涨%（可比价格）	3.0	4.5	2.7	3.7	2.2	3.1	1.8	1.5
人均住院费用（元）	8890.7	9291.9	9563.2	9976.4	13086.7	13313.3	5799.1	6002.2
上涨%（当年价格）	3.3	4.5	3.6	4.3	1.9	1.7	4.1	3.5
上涨%（可比价格）	1.7	2.4	2.0	2.2	0.3	-0.4	2.5	1.4
日均住院费用（元）	958.8	1002.8	1017.4	1067.6	1334.3	1390.0	665.9	681.7
上涨%（当年价格）	4.8	4.6	5.4	4.9	4.8	4.2	4.6	2.4
上涨%（可比价格）	3.2	2.4	3.7	2.8	3.2	2.0	3.0	0.3

注：①绝对数按当年价格计算；②次均门诊费用指门诊病人次均医药费用，人均住院费用指出院病人人均医药费用，日均住院费用指出院病人日均医药费用。下表同。2018年居民消费价格指数为102.1。

3194.0元，按当年价格比上年上涨4.4%，按可比价格上涨2.3%（见表16）。

2018年，社区卫生服务中心次均门诊药费（90.5

元）占68.4%，比上年（68.7%）下降0.3个百分点；人均住院药费（1169.6元）占36.6%，比上年（39.5%）下降2.9个百分点。

表16 基层医疗卫生机构病人门诊和住院费用

指　标	社区卫生服务中心		乡镇卫生院	
	2017	2018	2017	2018
次均门诊费用（元）	117.0	132.3	66.5	71.5
上涨%（当年价格）	9.1	13.1	5.6	7.5
上涨%（可比价格）	7.4	10.8	3.9	5.3
人均住院费用（元）	3059.1	3194.0	1717.1	1834.2
上涨%（当年价格）	6.5	4.4	6.2	6.8
上涨%（可比价格）	4.8	2.3	4.5	4.6
日均住院费用（元）	322.2	323.2	272.0	285.3
上涨%（当年价格）	8.9	0.3	8.3	4.9
上涨%（可比价格）	7.2	-1.8	6.6	2.7

注：绝对数按当年价格计算。2018年居民消费价格指数为102.1。

2018年，乡镇卫生院次均门诊费用71.5元，按当年价格比上年上涨7.5%，按可比价格上涨5.3%；人均住院费用1834.2元，按当年价格比上年上涨6.8%，按可比价格上涨4.6%。日均住院费用285.3元。

2018年，乡镇卫生院次均门诊药费（39.3元）占55.0%，比上年（54.4%）上升0.6个百分点；人均住院药费（730.7元）占39.8%，比上年（42.2%）下降2.4个百分点。

六、疾病控制与公共卫生

（一）传染病报告发病和死亡。2018年，全国甲、乙类传染病报告发病306.3万例，报告死亡23174人。报告发病数居前5位的是病毒性肝炎、肺结核、梅毒、淋病、

表17　全国甲乙类传染病报告发病及死亡数

病名	发病例数		死亡人数	
	2017	2018	2017	2018
总计	3064073	3063049	19642	23174
鼠疫	1	0	1	0
霍乱	14	28	0	0
传染性非典型肺炎	0	0	0	0
艾滋病	57194	64170	15251	18780
病毒性肝炎	1283523	1280015	573	531
脊髓灰质炎	0	0	0	0
人感染高致病性禽流感	0	0	0	0
麻疹	5941	3940	5	1
流行性出血热	11262	11966	64	97
狂犬病	516	422	502	410
流行性乙型脑炎	1147	1800	79	135
登革热	5893	5136	2	1
炭疽	318	336	3	3
细菌性和阿米巴性痢疾	109368	91152	2	1
肺结核	835193	823342	2823	3149
伤寒和副伤寒	10791	10843	3	2
流行性脑脊髓膜炎	118	104	19	10
百日咳	10390	22057	0	2
白喉	0	0	0	0
新生儿破伤风	93	83	3	4
猩红热	74369	78864	0	0
布鲁氏菌病	38554	37947	1	0
淋病	138855	133156	1	1
梅毒	475860	494867	45	39
钩端螺旋体病	201	157	0	1
血吸虫病	1186	144	0	0
疟疾	2697	2518	6	6
人感染H7N9禽流感	589	2	259	1

细菌性和阿米巴性痢疾，占甲乙类传染病报告发病总数的92.2%。报告死亡数居前五位的是艾滋病、肺结核、病毒性肝炎、狂犬病、乙型脑炎，占甲乙类传染病报告死亡总数的99.3%（见表17）。

2018年，全国甲乙类传染病报告发病率为220.5/10万，死亡率为1.7/10万。

2018年，全国丙类传染病除丝虫病无发病和死亡病例报告外，其余10种共报告发病470.8万例，死亡203人。报告发病数居前5位的病种依次为手足口病、其他感染性腹泻病、流行性感冒、流行性腮腺炎和急性出血性结膜炎，占丙类传染病报告发病总数的99.8%。报告死亡数较多的病种依次为流行性感冒、手足口病和其他感染性腹泻病，占丙类传染病报告死亡总数的100%（见表18）。

2018年，全国丙类传染病报告发病率为338.9/10万，死亡率为0.0146/10万。

（二）血吸虫病防治。2018年底，全国血吸虫病流行县（市、区）450个；达到消除、传播阻断、传播控制的县（市、区）分别为263、124、63个；年底晚期血吸虫病病人数29329人，比上年减少78人。

（三）地方病防治。2018年底，全国克山病病区县数330个，已消除、控制县分别为238、73个，现症病人

表18 全国丙类传染病报告发病及死亡数

病名	发病例数		死亡人数	
	2017	2018	2017	2018
合计	3966806	4707700	154	203
流行性感冒	456718	765186	41	153
流行性腮腺炎	252740	259071	0	0
风疹	1605	3930	0	0
急性出血性结膜炎	34652	38250	0	0
麻风病	301	225	0	0
斑疹伤寒	929	971	0	0
黑热病	182	160	0	0
包虫病	5485	4327	0	0
丝虫病	0	0	0	0
其他感染性腹泻病	1284644	1282270	18	15
手足口病	1929550	2353310	95	35

0.66万人；大骨节病病区县数379个，已消除、控制县分别为346、21个，现症病人17.70万人；碘缺乏危害县数2829个，消除县2337个。地方性氟中毒（饮水型）病区县数1049个，控制县数668个，病区村数80011个，氟斑牙病人1333.3万人，氟骨症病人13.59万人；地方性氟中毒（燃煤污染型）病区县数171个，控制县数156个，氟

斑牙病人1377.6万人，氟骨症病人9.22万人。

（四）**职业病防治**。截至2018年底，全国共有职业健康检查机构2754个、职业病诊断机构478个。2018年全国共报告各类职业病新病例23497例，职业性尘肺病及其他呼吸系统疾病19524例（其中职业性尘肺病19468例），职业性耳鼻喉口腔疾病1528例，职业性化学中毒1333例，职业性传染病540例，物理因素所致职业病331例，职业性肿瘤77例，职业性皮肤病93例，职业性眼病47例，职业性放射性疾病17例，其他职业病7例。截至2018年，连续16年组织开展《职业病防治法》宣传周活动，实施职业健康培训工程，近10年累计培训企业负责人和职业健康管理人员430万人次。

七、妇幼卫生与健康老龄化

（一）**妇幼保健**。2018年，孕产妇产前检查率96.6%，产后访视率93.8%。与上年比较，产前检查率有所提高，产后访视率有所下降（见表19）。2018年住院分娩率为

表19 孕产妇及儿童保健情况

指　标	2017	2018
产前检查率（%）	96.5	96.6
产后访视率（%）	94.0	93.8
住院分娩率（%）	99.9	99.9
市	99.96	100.0
县	99.8	99.8
3岁以下儿童系统管理率（%）	91.1	91.2
产妇系统管理率（%）	89.6	89.9

99.9%（市100.0%，县99.8%），与上年持平。

2018年，3岁以下儿童系统管理率达91.2%，比上年提高0.1个百分点；孕产妇系统管理率达89.9%，比上年提高0.3个百分点（见表19）。

（二）5岁以下儿童死亡率。据妇幼卫生监测，2018年，5岁以下儿童死亡率8.4‰，其中：城市4.4‰，农村10.2‰；婴儿死亡率6.1‰，其中：城市3.6‰，农村7.3‰。与上年相比，5岁以下儿童死亡率、婴儿死亡率均有不同程度的下降（见表20）。

（三）孕产妇死亡率。据妇幼卫生监测，2018年，孕产妇死亡率为18.3/10万，其中：城市15.5/10万，农村19.9/10万。与上年相比，孕产妇死亡率有所下降（见表20）。

表20　监测地区孕产妇和儿童死亡率

指　标	合计		城市		农村	
	2017	2018	2017	2018	2017	2018
孕产妇死亡率（1/10万）	19.6	18.3	16.6	15.5	21.1	19.9
5岁以下儿童死亡率（‰）	9.1	8.4	4.8	4.4	10.9	10.2
婴儿死亡率（‰）	6.8	6.1	4.1	3.6	7.9	7.3
新生儿死亡率（‰）	4.5	3.9	2.6	2.2	5.3	4.7

（四）国家免费孕前优生项目。全国所有县（市、区）普遍开展免费孕前优生健康检查，为农村计划怀孕

夫妇免费提供健康教育、健康检查、风险评估和咨询指导等孕前优生服务。2018年全国共为1131万名计划怀孕夫妇提供免费检查，目标人群覆盖率平均达88.4%。筛查出的风险人群全部获得针对性的咨询指导和治疗转诊等服务，落实了孕前预防措施，有效降低了出生缺陷的发生风险。

（五）推进老年健康服务和医养结合。2018年，全国设有国家老年疾病临床医学研究中心6个，设有老年医学科的医疗卫生机构1519个，设有临终关怀（安宁疗护）科的医疗卫生机构276个，65岁以上老年人占住院总人数的29.2%。《"十三五"健康老龄化规划》顺利实施。在90个城市开展医养结合试点。联合工信部、民政部开展第二批智慧健康养老应用示范工作，确定26个示范企业、48个示范街道（乡镇）、10个示范基地。

八、食品安全与卫生监督

（一）食品安全风险监测。根据各省（区、市）及新疆生产建设兵团报告（下同），截至2018年底，全国设置食品安全风险监测点2822个，对26大类13.5万份样品中化学污染物及有害因素进行监测；在62914家医疗卫生机构设置监测点，开展食源性疾病监测工作。

（二）公共场所卫生监督。2018年，全国公共场所卫生被监督单位123.2万个，从业人员675.2万人。对公共场所进行监督检查173.5万户次，依法查处案件

8.2万件。

（三）**生活饮用水卫生监督**。2018年，全国生活饮用水卫生（供水）被监督单位8.0万个，直接从事供、管水人员44.5万人。对生活饮用水卫生（供水）监督检查13.4万户次。全国涉及饮用水卫生安全产品被监督单位5345个，从业人员11.4万人。对涉及饮用水卫生安全产品进行监督检查6470户次。依法查处生活饮用水和涉及饮用水安全产品案件4244件。

（四）**消毒产品和餐具饮具集中消毒卫生监督**。2018年，全国消毒产品被监督单位5894个，从业人员8.75万人。消毒产品监督检查3.39万户次，抽检4037件，合格率为96.6%。依法查处案件1933件。2018年，全国餐具饮具集中消毒服务单位4262个，从业人员4.4万人。监督检查9754户次，依法查处案件1298件。

（五）**学校卫生监督**。2018年，全国被监督学校19.7万所，监督检查27.2万户次，查处案件4854件。

（六）**医疗机构职业卫生和放射卫生监督**。截至2018年底，职业卫生实际监督3392户，监督覆盖率78.4%，进行经常性监督5616户次。依法查处职业卫生案件136件。放射卫生实际监督5.3万户，监督覆盖率86.0%，进行经常性监督8.2万户次。依法查处放射卫生案件6159件。

（七）医疗卫生、血液安全和传染病防治卫生监督。2018年，依法对医疗机构或医务人员做出卫生行政处罚2.88万件。行政处罚无证行医1.92万件。依法对采供血机构作出行政处罚122件。依法查处传染病防治案件5.3万件，其中依法做出卫生行政处罚案件5.3万件。

（八）计划生育监督。2018年，全国开展计划生育被监督单位2.02万个，计划生育监督检查2.38万户次，依法查处案件1026件。

九、人口家庭发展

（一）全面两孩政策稳步实施。2018年出生人口1523万人，二孩占比保持在50%左右，性别比继续稳步下降。妇幼健康服务积极推进，生育全程服务得到加强，母婴设施建设扎实推进，应配置母婴设施的公共场所配置率达到88.3%，顺利完成阶段性目标，协调相关部门促进托育、学前教育、就业、住房、税收等相关经济社会政策与生育政策配套衔接。

（二）计划生育服务管理改革深入推进。各地积极推动计划生育信息互联互通，开展网上登记、"多证合一"、一次登记、全程服务，网上生育登记率超过90%，实现了"最多跑一次"。开展流动人口动态监测调查，积极推进流动人口基本公共卫生计生服务均等化。

（三）计划生育家庭奖励和扶助政策。2018年计划生育家庭奖励和扶助"三项制度"共投入资金190.1亿元，比上年增加31.6亿元；计划生育家庭特别扶助制度受益124.7万人，西部地区"少生快富"工程受益1.9万户。

表21 计划生育"三项制度"进展情况

制度名称	扶助人数（万人）		资金（亿元）		中央财政	
	2017	2018	2017	2018	2017	2018
总计	1316.9	1456.4	158.5	190.1	73.8	88.5
奖励扶助	1204.7	1331.7	115.7	127.8	52.8	29.4
特别扶助	112.2	124.7	42.1	61.7	20.4	29.4
少生快富	2.3	1.9	0.7	0.6	0.6	0.4

注：扶助人数合计中未含少生快富，少生快富扶助对象以万户计；特别扶助仅统计独生子女伤残死亡家庭。

————————————

注解：

（1）医疗卫生机构包括医院、基层医疗卫生机构、专业公共卫生机构、其他机构。

（2）公立医院指经济类型为国有和集体办的医院（含政府办医院）。

（3）民营医院指公立医院以外的其他医院，包括联营、股份合作、私营、台港澳投资和外国投资等医院。

（4）基层医疗卫生机构包括社区卫生服务中心（站）、街道卫生院、乡镇卫生院、村卫生室、门诊部、诊所（医务室）。

（5）专业公共卫生机构包括疾病预防控制中心、专科疾病防治机构、妇幼保健机构、健康教育机构、急救中心（站）、采供血机构、卫生计生监督机构、计划生育技术服务机构。

（6）政府办医疗卫生机构指卫生、教育、民政、公安、司法、兵团等行政部门举办的医疗卫生机构。

（7）中医类医疗卫生机构包括中医、中西医结合、民族医的医院、门诊部、诊所及科研机构。

（8）卫生人员包括卫生技术人员、乡村医生和卫生员、其他技术人员、管理人员、工勤技能人员。按在岗职工数统计，包括在编、合同制、返聘和临聘半年以上人员。

（9）卫生技术人员包括执业（助理）医师、注册护士、药师（士）、技师（士）、卫生计生监督员（含公务员中取得卫生监督员证书的人数）、其他卫生技术人员。

（10）执业（助理）医师指取得医师执业证书且实际从事临床工作的人员，不含取得医师执业证书但实际从事管理工作的人员。

（11）注册护士指取得注册护士证书且实际从事护理工作的人员，不含取得护士执业证书但实际从事管理工作的人员。

（12）每千人口卫生技术人员数、执业（助理）医师数、注册护士数、全科医生数、专业公共卫生机构人员数、医疗卫生机构床位数按常住人口计算。

（13）人均预期寿命指在各年龄组死亡率保持现有水平不变的情况下，新出生的一批人平均可存活年数。数据测算以国家卫生健康委生命登记数据和国家统计局普查数据为依据。

代后记:

中国健康事业的发展与人权进步

中国健康事业的发展与人权进步

中华人民共和国国务院新闻办公室

2017年9月

目　录

前　言

健康是人类生存和社会发展的基本条件。健康权是一项包容广泛的基本人权，是人类有尊严地生活的基本保证，人人有权享有公平可及的最高健康标准。

中国共产党和中国政府始终坚持以人民为中心的发展思想，奉行人民至上的价值取向，牢牢把握人民群众对美好生活的向往，把增进人民福祉、促进人的全面发展作为发展的出发点和落脚点。多年来，中国坚持为人民健康服务，把提高人民的健康水平、实现人人得享健康作为发展的重要目标。经过长期不懈奋斗，中国显著提高了人民健康水平，不仅摘掉了"东亚病夫"的耻辱帽子，而且公共卫生整体实力、医疗服务和保障能力不断提升，全民身体素质、健康素养持续增强，被世界卫生组织誉为"发展中国家的典范"。

没有全民健康，就没有全面小康，实现全民健康是中国共产党和中国政府对人民的郑重承诺。党的十八大以来，在以习近平同志为核心的党中央坚强领导下，中国把人民健康放在优先发展的战略地位，把创新、协调、绿色、开放、共享的发展理念贯穿于健康权的促进与保护中，以普及健康生活、优化健康服务、完善健康保障、建设健康环境、发展健康产业为重点，加快推进

健康中国建设，努力为人民群众提供全生命周期的卫生
与健康服务，提升了中国的健康权保障水平，使中国人
权事业得到长足发展。

一、符合国情的健康权保障模式

中国是一个有着13亿多人口的发展中大国。中国共
产党和中国政府始终高度重视发展卫生与健康事业，加
快转变健康领域的发展方式，切实尊重和保障公民的健
康权，形成了符合国情的健康权保障模式。

1949年中华人民共和国成立时，经济社会发展水平
相对落后，医疗卫生体系十分薄弱，全国仅有医疗卫生
机构3670个，卫生人员54.1万人，卫生机构床位数8.5万
张，人均预期寿命仅有35岁。为尽快改变这种状况，国
家大力发展医药卫生事业，制定实施"面向工农兵、预
防为主、团结中西医、卫生工作与群众运动相结合"的
工作方针，广泛开展群众性爱国卫生运动，普及初级卫
生保健，人民健康状况得到了很大改善，医疗技术取得
重大突破，首次分离了沙眼衣原体，进行了世界第一例
断肢再植手术，成功研制出抗疟新药青蒿素等，取得了
举世瞩目的伟大成就。

1978年改革开放以后，国家针对当时存在的医疗
卫生资源严重短缺、服务能力不足、服务效率较低等问
题，实行多渠道筹资，鼓励多种形式办医，增加资源供

给，逐步放开药品生产流通市场，发展医药产业，注重
发挥中医药的作用，采取一定的经济激励措施，调动医
务人员积极性，增强内部活力。1996年，第一次全国卫
生工作会议明确了"以农村为重点，预防为主，中西医
并重，依靠科技与教育，动员全社会参与，为人民健康
服务，为社会主义现代化建设服务"的新时期卫生工作
方针。1998年，国家开始建立保障职工基本医疗需求的
社会医疗保险制度。2000年，国家提出建立适应社会主
义市场经济要求的城镇医药卫生体制，让群众享有价格
合理、质量优良的医疗服务，提高人民健康水平的改革
目标。2002年，国家发布《关于进一步加强农村卫生工
作的决定》，从农村经济社会发展实际出发，深化农村
卫生体制机制改革，将卫生投入重点向农村倾斜，满足
农民群众不同层次的医疗卫生需求。

2003年，在党和政府的坚强领导下，全国人民万众
一心，取得了抗击"非典"的重大胜利。在总结经验的
基础上，国家全面加强了公共卫生服务和重大疾病防控
工作，重大疾病防治体系不断完善，突发公共卫生事件
应急机制逐步健全，农村和城市社区医疗卫生发展步伐
加快，新型农村合作医疗和城镇居民基本医疗保险取得
突破性进展。

2009年，国家启动实施新一轮医药卫生体制改革，
颁布了《关于深化医药卫生体制改革的意见》，确立把
基本医疗卫生制度作为公共产品向全民提供的核心理

念，进一步明确公共医疗卫生的公益性质，提出建立公共卫生、医疗服务、医疗保障、药品供应"四大体系"和医药卫生管理、运行、投入、价格、监管、科技和人才、信息、法制"八项支撑"，加快基本医疗卫生制度建设，推动卫生事业全面协调可持续发展。随后，国家又颁布了《医药卫生体制改革近期重点实施方案（2009－2011年）》和《"十二五"期间深化医药卫生体制改革规划暨实施方案》，提出加快推进基本医疗保障制度建设，健全基层医疗卫生服务体系，促进基本公共卫生服务逐步均等化等改革任务。

自2012年以来，中国不断加大医药卫生体制改革力度，加快推进公立医院综合改革，推进药品和医疗服务价格改革，全面实施城乡居民大病保险，积极建设分级诊疗制度，优化完善药品生产流通使用政策。2015年10月29日，健康中国建设正式写入党的十八届五中全会公报。2016年8月，全国卫生与健康大会提出："要坚持正确的卫生与健康工作方针，以基层为重点，以改革创新为动力，预防为主，中西医并重，将健康融入所有政策，人民共建共享。"2016年10月，国家颁布《"健康中国2030"规划纲要》，为推进健康中国建设，提高人民健康水平做出了战略部署。

健康事业的发展给人民群众带来实实在在的健康福祉，中国人均预期寿命从1981年的67.9岁提高到2016年的76.5岁，孕产妇死亡率从1990年的88.9/10万下降到

2016年的19.9/10万，婴儿死亡率从1981年的34.7‰下降到2016年的7.5‰，居民的主要健康指标总体上优于中高收入国家平均水平，提前实现联合国千年发展目标。同时，中国已形成了以宪法为总领，以民事法律法规、卫生行政法律法规、地方性法规等为实施基础，以健康领域各种纲要、纲领、计划为行动指南的健康制度体系，有效平衡医患关系，公正化解医疗纠纷，切实实现公民健康权。

深化医改效果持续彰显，在较短时间内织起了全世界最大的全民基本医疗保障网，建立大病保险制度、疾病应急救助制度，健全医疗救助制度，为实现病有所医提供了制度保障。重大传染病得到有力控制，艾滋病整体疫情控制在低流行水平，联合国千年发展目标确定的结核病控制指标提前实现，血吸虫病疫情降至历史最低水平，2000年实现无脊髓灰质炎目标。2015年，建成了全球最大的法定传染病疫情和突发公共卫生事件网络直报系统，平均报告时间由直报前的5天缩短为4个小时。

医疗卫生服务体系建设取得重大进展，基本建成了覆盖城乡的基层医疗卫生服务网络，各级各类医疗卫生机构超过98万个，卫生人员超过1100万人，卫生机构床位数超过700万张。人才队伍建设加快推进，住院医师规范化培训制度逐步建立，涌现出了诺贝尔生理学或医学奖得主屠呦呦等一批杰出医务工作者。社会办医加速发展，民营医院占医院总数的比重超过57%，多元办医格局初步形成。医疗卫生应急救援能力走在国际前列，经受住了防控埃博拉出血热特大传染病疫情的严峻考验，实现了国内"严防控、零输入"和援非抗疫"打胜仗、零感染"双重胜利。

经过长期努力，中国卫生与健康事业发展跨上了崭新台阶，不仅显著提高了人民的健康水平，而且形成了符合本国国情的健康权保障模式，其主要特点是：

——健康优先，把健康置于优先发展的战略地位，立足国情，将维护和提升健康的理念融入政策、法律、法规制定实施的全过程，实现健康的生活方式、生产条件和生态环境与经济社会良性协调发展。

——预防为主，把以治病为中心转变为以人民健康为中心，坚持防治结合、身心并重、中西医互补，注重慢性病、地方病、职业病防控，减少疾病发生，把握健康领域的发展规律，强化早诊断、早治疗、早康复。

——公益主导，坚持基本医疗卫生事业的公益性，把基本医疗卫生制度作为公共产品向全民提供，将公立医院作为医疗服务体系的主体，逐步实现全民享有公共健康服务。

——公平普惠，坚持卫生服务和医疗保障覆盖全民，以农村和基层为重点，逐步缩小城乡、地区、不同人群间健康水平的差异，保证健康领域基本公共服务均等化。

——共建共享，坚持政府主导与调动社会、个人的积极性相结合，推动人人参与、人人尽力、人人享有，正确处理政府与市场的关系，政府在基本医疗卫生服务领域有所作为，市场在非基本医疗卫生服务领域发挥活力。

表1 部分年份主要健康指标

指标	1981	1990	2000	2005	2010	2015	2016
人均预期寿命（岁）	67.9	68.6	71.4	73.0	74.8	76.3	76.5
其中：男性（岁）	66.4	66.8	69.6	71.0	72.4	73.6	-
女性（岁）	69.3	70.5	73.3	74.0	77.4	79.4	-
婴儿死亡率（‰）	34.7	32.9	32.2	19.0	13.1	8.1	7.5
5岁以下儿童死亡率（‰）	-	-	39.7	22.5	16.4	10.7	10.2
孕产妇死亡率（1/10万）	-	88.9	53.0	47.7	30.0	20.1	19.9

数据来源：新华社发

二、健康环境与条件持续改善

中国积极推广健康生活方式，开展全民健身运动，推进全民健康教育，保障食品和饮用水安全，改善生产、生活、生态和社会环境，为促进公民健康权提供了良好条件。

健康生活方式全面推行。2007年，国家启动全民健康生活方式行动，倡导居民合理饮食和适量运动，传播健康生活方式理念，创造健康的支持环境，提高全民健康意识和健康行为能力。截至2016年底，全国已有81.87%的县（区）开展了此项行动。发布《中国居民膳食指南（2016）》，对一般人群及儿童、老年人等特定群体进行科学合理膳食指导，引导居民做到平衡膳食、均衡营养。推进居民营养与健康状况监测，以及慢性病与营养监测和发布。推行全民减盐倡议，向居民传授减盐防控高血压等健康知识。实施重点人群营养改善措施，开展农村义务教育学生营养改善计划和贫困地区儿童营养改善项目。持续加大控烟力度，履行世界卫生组织《烟草控制框架公约》规定。2014年深圳市实施《深圳经济特区控制吸烟条例》，2015年北京市实施《北京市控制吸烟条例》，2017年上海市实施《上海市公共场所控制吸烟条例》修正案，落实室内全面禁烟的要求。截至2016年底，全国已有18个城市制定了地方性无烟环境法规、规章，覆盖总人口的1/10。

全民健身运动蓬勃开展。将全民健身事业提升为国家战略，把全民健身工作纳入各级政府国民经济和社会发展规划、财政预算及年度工作报告。"政府主导、部门协同、全社会共同参与"的全民健身事业发展格局初步形成。自2009年颁行《全民健身条例》以来，全国已有16个省份和10个较大市制定了全民健身地方性法规，31个省（区、市）全部制定完成省级《全民健身实施计划》。从2009年起，国家将每年的8月8日定为"全民健身日"。2011年至2014年，全国已建成全民健身活动中心3405个，社区多功能运动场9447个，体育公园2366个，健身广场24879个，户外营地878个，室外健身器材169万件。各市（地）、县（区）、街道（乡、镇）、社区（行政村）普遍建有体育场地，配有健身设施。截至2015年底，全国经常参加体育锻炼的人数比率达到33.9%，人均体育场地面积达到1.57平方米，县级及以上地区体育总会平均覆盖率达到72%，各级各类青少年体育俱乐部达到7147个，全民健身站点平均达到每万人3个，社会化全民健身组织网络基本形成。

全民健康教育持续推进。充分利用报刊、电视、广播、互联网及新媒体等宣传媒介开展公众健康宣传教育咨询，引导居民形成自主自律的健康生活方式。国家每年举办"中国环境与健康宣传周"活动。发布《中国公民环境与健康素养（试行）》《"同呼吸、共奋斗"公民行为准则》。通过基本公共卫生服务健康教育、健康素养促进行动、健康中国行、中医中药中国行、重大卫生主题宣传日等项目和活动，开展健康宣传教育。城乡居民健康素养水平由2008年的6.48%上升至2015年的10.25%。

环境治理深入开展。加强区域联防联控，实现京津冀、长三角、珠三角县区级空气质量监测站点联网，京津冀及周边区域颗粒物组分和光化学监测网全面建成。2011年至2015年，全国化学需氧量和氨氮、二氧化硫、氮氧化物排放总量分别下降12.9%、13%、18%、18.6%。2016年，全国338个地级及以上城市细颗粒物（PM2.5）平均浓度同比下降6.0%，优良天数同比提高2.1个百分点。2013年，国家颁布实施《大气污染防治行动计划》。2014年至2016年，累计淘汰黄标车和老旧车辆1600余万辆。燃煤火电机组基本实现脱硫脱硝全覆盖。超低排放加快推进，截至2017年3月，完成煤电机组超低排放改造约5亿千瓦。实施《土壤污染防治行动计划》，全面启动土壤污染状况详查。颁布《污染地块土壤环境管理办法（试行）》，设立土壤污染防治专项资金。2016年和2017年，国家共下达专项资金约150亿元。初步建成国家土壤环境网，完成2.2万个基础点位布设，建成约1.5万个风险监控点。全面推动落实《水污染防治行动计划》。加强流域水环境综合治理。落实长江经济带大保护工作，组织排查城市黑臭水体。2016年，全国地表水国控监测断面Ⅰ－Ⅲ类水体比率达67.8%，劣Ⅴ类水体比率降至8.6%。

城乡环境卫生综合整治成效明显。开展卫生城镇创建活动，显著提升城乡人居环境质量。根据2012年调查显示，卫生城镇创建后与创建前相比，规范集贸市场比率由35.2%提高到60.6%，居民对市容环境的满意率由30%提高到98%，对创卫效果的满意率达到98%。截至2015年底，全国城市污水处理率提高到92%，城市建成区生活垃圾无害化处理率达到94.1%。实施7.8万个村庄的环境综合整治，1.4亿多农村人口直接受益。6.1万家规模化养殖场（小区）建成废弃物处理和资源化利用设施。截至2016年底，全国农村生活垃圾处理率在60%左右，处理污水的行政村比率达到22%。农村卫生厕所普及率从2012年的71.7%提高到2016年的80.4%，东部一些省份达90%以上。

农村饮用水安全问题基本解决。2006年至2010年，农村饮水安全工程建设总投资1053亿元，解决了19万个行政村、2.12亿农村人口的饮水安全问题。2011年至2015年，国家共安排农村饮水安全建设工程资金1215亿元，地方配套资金600多亿元。截至2016年底，全国农村饮水安全卫生监测乡镇覆盖率达85%以上，农村集中式供水覆盖人口比率提高到82%。国家针对个别地区的特殊困难安排专项资金，提高补助标准，安排4.95亿元资金解决西藏自治区1400多座寺庙、3.23万僧尼和6万多临时供水人口的饮水安全问题。

职业健康管理不断加强。2011年，国家修订《中华人民共和国职业病防治法》，大力开展重点领域尘毒危害专项治理，对粉尘危害严重的石英砂加工、石棉开采及制品制造、金矿开采、水泥制造、石材加工、陶瓷生产和耐火材料制造等行业领域组织开展集中整治，督促企业加大投入力度，改进生产工艺，完善防护设施，加强个体防护。工作场所作业环境和条件得到初步改善。

截至2016年底，国家依法处罚了一批拒不治理或治理不力的企业，共责令停产整顿1524家，提请关闭1576家，取缔非法企业426家。加大对用人单位职业卫生监督检查力度。2013年至2016年，全国各地区监督检查企业数量从22.9万家增加到39.5万家，增长72.5%。

食品安全监管更加严格。2015年，国家修订《中华人民共和国食品安全法》。2016年，各级监管机构在食品生产环节共检查食品生产企业52.1万家次，检查食品添加剂生产企业1.5万家次。检查食品加工小作坊7.2万家次。各级监管机构在食品经营环节共检查销售环节经营主体1209.3万家次。检查餐饮服务环节经营主体886.9万家次。2016年，在全国范围内组织抽检了25.7万批次食品样品，总体抽检合格率为96.8%。妥善处置冒牌婴幼儿配方乳粉等多起食品安全突发事件。

三、公共卫生服务能力稳步提升

中国坚持预防为主、防治结合，提高公共卫生服务的可获取性和均等性，加大传染病、慢性病、地方病等疾病预防控制力度，提升突发公共卫生事件应急能力，推行覆盖全民的基本公共卫生服务，均等化程度不断提高。

基本公共卫生服务覆盖率进一步提高。国家免费提供疫苗及接种服务，受益对象从儿童扩展到成人。截至

2015年底，疫苗接种率以乡镇为单位总体保持在90%以上，多数免疫规划疫苗可预防传染病的发病与死亡率降至历史最低水平。2010年至2017年，人均基本公共卫生服务经费财政补助标准从15元提高到50元，服务项目从最初的9类41项扩大到12类47项。建立居民健康档案、健康教育、预防接种、儿童健康管理、孕产妇健康管理、老年人健康管理、慢性病患者健康管理、严重精神障碍患者管理、结核病患者健康管理、中医药健康管理、传染病和突发公共卫生事件报告和处理、卫生计生监督协管共12类服务项目，已基本覆盖居民生命全过程。截至2016年底，全国居民电子健康档案建档率达到76.9%，高血压、糖尿病患者健康管理人数分别达到9023万人和2781万人。孕产妇和3岁以下儿童系统管理率分别达到91.6%和91.1%。

基本公共卫生服务的惠及面不断扩大。2012年，国家实现消除新生儿破伤风的目标。2014年，通过新生儿接种乙肝疫苗，5岁以下儿童乙肝表面抗原携带率从1992年的9.67%降至0.32%，提前实现世界卫生组织提出的于2017年将5岁以下人群乙肝表面抗原流行率降到1%以下的目标。流动人口的基本公共卫生服务利用状况持续改善，传染病防控工作普遍开展，流动儿童免疫接种率达90%以上。针对重大疾病、重要健康危险因素和重点人群健康问题，制定和实施重大公共卫生服务项目，为15岁以下人群补种乙肝疫苗、贫困地区儿童改善营养、农村孕产妇提供住院分娩、农村妇女"两癌"筛查、农村建设无害化卫生厕所等，累计覆盖近2亿人。2009年，国家启动"百万贫困白内障患者复明工程"，由政府提供补助为贫困白内障患者实施复明手术，截至2013年底，接受手术的人数已超175万人。

传染病疫情控制水平持续提升。国家已建成全球最大规模的法定传染病疫情和突发公共卫生事件的网络直报系统。法定传染病报告发病率平均降低19.4%。传染病早期发现和预警能力进一步增强，传染病信息报告系统覆盖近7.1万家医疗机构，系统用户超过16万，年报告个案信息约900万件。2016年，全国甲乙类传染病报告发病率、死亡率分别控制在215.7/10万和1.31/10万以下。建成国家、省、市、县四级疾控机构实验室检测网络，中国疾控中心流感、脊髓灰质炎、麻疹、乙脑等实验室成为世界卫生组织参比实验室。疫情形势总体平稳，未发生较大传染病流行。艾滋病整体疫情控制在低流行水平，重点地区疫情快速上升势头得到基本遏制。结核病防治工作成效显著，成功治疗率保持在90%以上。2016年，全国结核病报告发病数比2011年下降12.6%，结核病死亡率降至2.3/10万左右，达到发达国家水平；全国疟疾病例共报告3189例，其中本地感染病例仅有3例，比2010年的4262例大幅度减少，80%以上的疟疾流行县基本消除疟疾。重点寄生虫病防治效果持续巩固，截至2016年底，全国453个流行县均达到了血吸虫病传播控制或以上标准。

慢性病防控效果显著增强。国家已建立慢性病和慢性病危险因素监测网络。老年人健康管理和高血压、糖尿病患者管理等作为国家基本公共卫生服务免费向公众提供，实施脑卒中、心血管疾病高危筛查、口腔疾病综合干预、癌症早诊早治等项目。截至2016年底，脑卒中高危人群筛查和干预项目累计筛查610余万人，发现高危人群82万人，开展随访干预95.2万人次；心血管病高危人群早期筛查与综合干预项目累计筛查338.9万人，发现高危人群77.6万人，随访管理52.4万人次；儿童口腔疾病综合干预项目为1亿儿童提供免费口腔检查，516.8万儿童免费窝沟封闭，222.9万儿童免费局部用氟；癌症早诊早治项目累计筛查214万高危人群，发现患者5.5万人，整体早诊率高于80%。

地方病流行趋势得到有效控制。截至2015年底，全国水源性高碘地区有90.8%的县非碘盐食用率在90%以上，94.2%的县保持消除碘缺乏病状态，在全球128个采取食盐加碘措施的国家和地区中处于领先水平。95.4%的大骨节病病区村达到消除标准，94.2%的克山病病区县达到控制标准。燃煤污染型地方性氟中毒地区的所有县改炉改灶率达到98.4%，饮水型地方性氟中毒地区有93.6%的农村人口实施了降氟改水工程。燃煤污染型地方性砷中毒地区全部完成改炉改灶，查明的饮水型地方性砷中毒地区全部完成改水。

精神卫生服务不断完善。国家公布实施《中华人民共和国精神卫生法》，将精神卫生工作纳入法治化轨道。截至2015年底，全国共有精神卫生服务机构2936家，开设床位数43.3万张，分别比2010年增长77.9%、89.9%；共有精神科执业（助理）医师2.77万人，比2012年底的2.31万人增长20.2%。把严重精神障碍纳入新农合和城镇居民医保重大疾病保障范围，实施中央补助地方严重精神障碍管理治疗项目，部分地区出台救治救助专项政策，减轻了患者负担。加强严重精神障碍患者报告登记和救治救助管理。2012年至2016年，全国在册的严重精神障碍患者数由308万例增加到540万例，患者管理率由59.1%提高到88.7%。加强对抑郁症、焦虑症等常见精神障碍和心理行为问题的干预，加大对重点人群心理问题早期发现和及时干预力度，提高突发事件心理危机的干预能力和水平，全面推进精神障碍社区康复服务。

突发公共卫生事件应急能力全面加强。应急法制基本建立，应急机制不断优化。在全国分区域设置4类36支国家级和近2万支、20多万人的地方卫生应急处置队伍。2014年，国家公共卫生应急核心能力达标率升至91.5%，远超全球70%的平均水平。近年来，国家加快卫生应急体系建设，有效地应对了人感染H7N9禽流感、埃博拉出血热、中东呼吸综合征、寨卡病毒等突发急性传染病疫情，以及四川汶川地震、天津港火灾爆炸事故等一系列重大灾害事故的紧急医学救援和灾后卫生防疫。

四、医疗卫生服务质量大幅提高

中国致力于提升医疗卫生资源的可及性和便利性，同步推动医疗服务质量和效率的不断提高，加快建立优质高效的整合型医疗卫生服务体系，药品供应体系不断完善，居民就医感受明显改善。

医疗卫生服务体系资源要素持续增加。2011年至2015年，国家投入420亿元，重点支持建设1500多个县级医院、1.8万个乡镇卫生院、10余万个村卫生室和社区卫生服务中心。截至2016年底，全国医疗卫生机构达983394个，其中医院29140个（公立医院12708个，民营医院16432个），乡镇卫生院36795个，社区卫生服务中心（站）34327个，疾病预防控制中心3481个，卫生监督所（中心）2986个，村卫生室638763个；全国统计的万元以上医疗设备共529.1万台，其中100万元以上的设备12.5万台。2016年，医疗机构床位数比2015年增加39.5万张，每千人口拥有床位数达到5.37张，医院床位数增加35.8万张；全国少数民族医医院有266所，床位数达26484张，年总诊疗968.7万人次，出院58.8万人次。

医药卫生人才队伍更加优化。国家已构建起全世界规模最大的医学教育体系。截至2016年底，全国共有922所高等医学院校、1564所中等学校开办医学教育，硕士

表2 每千人口医疗卫生机构床位数

单位：

年份	合计	城市	农村
2010	3.58	5.49	2.60
2011	3.84	6.24	2.80
2012	4.24	6.88	3.11
2013	4.55	7.36	3.35
2014	4.85	7.84	3.54
2015	5.11	8.27	3.71
2016	5.37	8.46	3.89

数据来源：新华社发

授予单位238个、博士授予单位92个，在校学生总数达395万人，其中临床类专业在校生达到114万人、护理类专业达到180万人。全国共有14所教育机构开设了少数民族医药专业和中医专业少数民族医药方向，在校生约17万人。云南、广西、贵州等地的中医学院先后设立中医学本科傣医、壮医、苗药等专业方向。部分少数民族医药院校与高等中医药院校合作，联合培养少数民族医药人才。截至2016年底，全国卫生人员总量达1117.3万人，卫生技术人员845.4万人，每千人口医师数达到2.31人，执业（助理）医师大学专科及以上学历人员比例为81.2%，高层次专业人才逐年增加。每千人口护士数达到2.54人，医护比达到1：1.1。

社会力量办医不断增长。优先支持社会力量举办非营利性医疗机构，推进非营利性民营医院与公立医院同等待遇。鼓励医师利用业余时间、退休医师到基层医疗卫生机构执业或开设工作室。全国民营医院占比超过57%，社会办医疗卫生机构床位总数比2011年增长81%，门诊量已占全国门诊总量的22%。截至目前，在全国注册多点执业的医生中，到社会办医疗机构执业的超过70%。

基层和农村医疗条件进一步改善。从医疗卫生体制、医疗服务机构设置、医疗服务人员配备等多个方面向基层和农村倾斜。将县级医院定位为县域内的医疗卫生中心和农村三级医疗卫生服务网络的核心，在每个县（市）重点办好1至2所县级医院（含中医医院）。基本实现每个乡镇建好1所卫生院，平均每个行政村设有1个村卫生室，每千农村居民配有1名乡村医生。

医疗卫生服务供给更具层次性。建立专业公共卫生机构、综合和专科医院、基层医疗卫生机构"三位一体"的重大疾病防控机制，强化信息共享、互联互通机制，推进慢性病防、治、管整体融合发展，实现医防结合。全面建立分级诊疗制度，引导形成基层首诊、双向转诊、上下联动、急慢分治的合理就医秩序，健全治疗——康复——长期护理的服务链。全国三级医院预约诊疗率达到38.6%，近400家医疗机构设置了日间手术中心。开展家庭医生签约服务，居民对家庭医生的专业技术和服务态度的满意度达80%以上，群众就医感受得到明显改善。

医疗质量安全水平持续提高。制定《医疗质量管理办法》，逐步建立并完善医疗质量管理与控制体系，发布质控指标，开展信息化质量监测与反馈。推进医疗机构临床路径管理，制定1212个临床路径，基本覆盖常见病和多发病。发布实施《遏制细菌耐药国家行动计划（2016—2020年）》，综合治理细菌耐药问题。加强处方和用药监管。2016年，全国住院患者抗菌药物使用率为37.5%，较2011年降低21.9个百分点；门诊处方抗菌药物使用率为8.7%，较2011年降低8.5个百分点。医疗责任保险覆盖超过90%的二级以上医院。高度重视血液安全和血液供应，截至2015年底，实现血站核酸检测全覆盖，血液安全水平与发达国家基本一致。推进无偿献血和临床合理用血。2016年，共有1400万人次参加无偿献血，比2015年增长6.1%，基本满足临床用血需求。公民逝世后器官捐献已成为器官移植的主要来源。

药品供应保障体系进一步完善。以国家基本药物制度为基础的药品供应保障体系取得长足发展，相比制度实施前，基本药物销售价格平均下降30%左右，并在基层医疗卫生机构实行零差率销售，患者用药负担大为减轻。启动首轮国家药品价格谈判试点，乙肝、非小细胞肺癌等谈判药品的采购价格下降50%以上，价格处于全球低位，截至2016年底，患者减少支出近亿元。完善罕见病药品供应保障政策。增加艾滋病防治等特殊药物免费供给。深入推进医药创新，实施"重大新药创制"科技重大专项。2011年至2015年，全国共有323个创新药获批开展临床研究，埃克替尼等16个创新药获批生产，139个新化学仿制药上市，累计600多个原料药品种和60多家制剂企业达到国际先进水平GMP要求，PET－CT、128排CT等一批大型医疗设备和脑起搏器、介入人工生物心脏瓣膜、人工耳蜗等高端植入介入产品获批上市。推动建设遍及城乡的现代医药流通网络，基层和边远地区的药品供应保障能力不断提高。

传统医药发展更受国家支持。2013年至2015年，国家投入专项资金46亿元支持中医药服务能力建设。2016年，国家印发《中医药发展战略规划纲要（2016－2030年）》。中药工业规模以上企业主营业务收入8653亿元，约占全国医药工业规模以上企业主营业务收入的三分之一。自2011年以来，49项中医药科研成果获得国家科技奖励。青蒿素及治疗急性早幼粒细胞白血病等中西医药研究成果获全球关注。

五、全民医疗保障体系逐步健全

中国大力推进医疗保障体系建设，形成以基本医疗保障为主体，其他多种形式补充保险和商业健康保险为补充的多层次、宽领域、全民覆盖的医疗保障体系，初

365

步实现了人人享有基本医疗保障。

基本医疗保险实现全覆盖。以职工基本医疗保险、城镇居民基本医疗保险和新型农村合作医疗为主体的全民医保初步实现。截至2016年底，全国基本医疗保险参保人数超过13亿人，参保覆盖率稳固在95%以上。2016年，国家正式启动城镇居民基本医疗保险和新型农村合作医疗两项制度整合，统一覆盖范围、统一筹资政策、统一保障待遇、统一医保目录、统一定点管理、统一基金管理，逐步在全国范围内建立统一的城乡居民基本医疗保险制度，实现城乡居民公平享有基本医疗保险权益。

基本医疗保险保障能力和可持续性进一步增强。2016年，全年职工基本医疗保险基金收入和支出分别为10274亿元和8287亿元，比2012年分别增加4212亿元和3419亿元，年均增长率分别为15.7%和15.6%；全年城镇居民基本医疗保险基金收入和支出分别为2811亿元和2480亿元，比2012年分别增加1934亿元和1805亿元。2017年，城乡居民基本医疗保险财政补助标准继续提高，各级财政人均补助标准达到每人每年450元。

基本医疗保险待遇水平逐步提高。2016年，职工基本医疗保险和城镇居民基本医疗保险基金的最高支付限额分别达到当地职工年平均工资和当地居民年人均可支配收入的6倍，政策范围内住院费用基金支付比率分别为80%和70%左右。2017年，新型农村合作医疗门诊和住院费用的报销比率分别稳定在50%和70%左右。《国家基本医疗保险、工伤保险和生育保险药品目录（2017年版）》西药、中成药部分共收载药品2535个，比旧版目录增加339个，增幅约15%，基本涵盖了《国家基本药物目录（2012年版）》中的治疗性药品。对部分具有重大临床价值且价格高昂的专利独家药品，政府组织医保药品谈判，准入36个药品，治疗领域覆盖多种恶性肿瘤、部分罕见病及慢性病。新增部分医疗康复项目纳入基本医疗保险支付范围。

基本医疗保险支付方式改革有序推进。全国70%以上地区积极探索按病种付费、按人头付费、按疾病诊断相关分组（DRGs）付费等支付方式。加快推进基本医疗保险全国联网和异地就医直接结算工作，继续推广就医"一卡通"。截至2017年8月底，全国已基本实现参保人员统筹区域内医疗费用直接结算和省内异地就医住院费用直接结算。顺利开展跨省异地就医住院医疗费用直接结算联网接入工作，全国所有省份（含新疆生产建设兵团）、所有统筹地区已全部接入国家基本医疗保险异地就医结算系统，截至2017年8月底，开通6616家跨省异地就医住院医疗费用直接结算定点医疗机构。

城乡居民大病保障机制不断完善。全面实施城乡居民大病保险，以解决大额医疗费用为切入点，不断完善和提高针对重特大疾病的医疗保障制度。截至2015年底，城乡居民大病保险已覆盖所有城乡居民基本医疗保险参保人。2016年，大病保险覆盖城乡居民超过10亿人，推动各省大病保险政策规定的支付比例达到50%以上，受益人员的实际报销比例提高10-15个百分点。

医疗救助机制成效显著。医疗救助政策框架基本建立，医疗救助与城乡居民大病保险有效衔接，医疗救助标准和救助水平的城乡统一逐步实现。医疗救助对象范围从过去的城乡低保对象和特困人员，逐步拓展到贫困人口、低收入家庭成员和因病致贫家庭中的重病患者。各级工会积极组织开展职工医疗互助活动，对患重大疾病的职工进行帮扶，减轻患病职工经济负担。2016年，国家共安排155亿元医疗救助补助资金（不含疾病应急救助补助资金），其中92%的资金投向中西部地区和贫困地区，累计实施医疗救助8256.5万人次，资助困难群众参加基本医疗保险5560.4万人。被救助对象在年度救助限额内住院救助的比例普遍达70%以上。医疗救助服务更加便利可及，93%的地区实现了医疗救助与医疗保险费用"一站式"结算。自2013年起，国家建立疾病应急救助制度，通过设立疾病应急救助基金，对需要紧急救治但身份不明或身份明确、无力支付医疗费用的患者进行救治。截至2017年6月，累计救助患者约64万人。

农村贫困人口医疗保障水平逐步提高。2016年，国家开始实施健康扶贫工程。对农村贫困人口实现城乡居民医保、大病保险全覆盖，农村贫困人口政策范围内住院费用报销比例提高5个百分点。组织动员全国80多万工作人员，对因病致贫返贫家庭，精准调查核查发病率高、费用高、严重影响生产生活能力的93种重点病种，建立起健康扶贫工作台账和数据库。组织对患有大病和慢性病的农村贫困人口进行分类救治，截至2017年5月，全国已分类救治贫困患者260多万人。实行精准的大病保险倾斜性支付政策，对农村贫困人口在起付线、报销比例、封顶线等方面给予重点倾斜。推进农村贫困人口县域内住院先诊疗后付费和"一站式"即时结算。安排全国889家三级医院承担对口帮扶任务，对所有贫困县1149家县级医院实现帮扶全覆盖。

六、特定群体的健康水平显著进步

中国高度重视保障妇女、儿童、老年人和残疾人等特定群体的健康权，不断完善卫生与健康规划，提供多元化和有针对性的健康服务，非歧视地均等满足各类群体的特殊需求。

妇幼保健服务体系不断健全。建立遍布城乡的三级妇幼卫生服务网络。自2016年，国家投资29亿元支持247所市、县级妇幼保健机构建设。截至2016年底，全国共有妇幼保健机构3063个，妇产医院757个，儿童医院117个，妇产科和儿科执业（助理）医师37万人。在3.4万个社区卫生服务中心（站）、3.7万个乡镇卫生院、64万个村卫生室中均配有专兼职妇幼保健工作人员。

妇女孕产期保健服务水平切实提升。2009年起，国家逐年扩大农村妇女宫颈癌和乳腺癌检查项目的覆盖面，受益人群不断增加。2009年至2016年，国家免费为1299个项目县的6000余万35岁至64岁农村妇女进行了宫颈癌检查，并专项投入资金226亿元，补助农村孕产妇7400余万人。农村孕产妇住院分娩率从2008年的92.3%提高到2016年的99.6%，农村孕产妇死亡率和婴儿死亡率大幅下降。国家安排补助资金，支持免费孕前优生健康检查项目，农村孕产妇住院分娩补助项目，增补叶酸预防神经管缺陷项目，预防艾滋病、梅毒和乙肝母婴传播项目等11项服务项目。《中国妇女发展纲要（2011－2020年）》目标不断实现。

儿童健康水平显著提高。2013年，全国0－6个月婴儿纯母乳喂养率上升到58.5%，母乳喂养率不断提高。2016年，婴儿死亡率和5岁以下儿童死亡率分别为7.5‰和10.2‰，均提前实现联合国可持续发展目标和《中国儿童发展纲要（2011－2020年）》目标，与发达国家差距进一步缩小。2016年，5岁以下儿童低体重率、生长迟缓率、贫血患病率分别下降到1.49%、1.15%、4.79%，均提前实现《中国儿童发展纲要（2011－2020年）》目标。截至2016年底，全国创建30家国家级儿童早期发展示范基地。开展贫困地区儿童营养改善项目，为国家连片特殊困难地区的6－24月龄儿童每天提供1包富含蛋白质、维生素和矿物质的辅食营养补给品。2016年第五次中国儿童体格发育调查结果显示，最近40年，全国7岁以下儿童体格发育水平快速增长，已超过世界卫生组织颁布的儿童生长发育标准。

儿童疾病防治成果得到巩固。2016年，艾滋病母婴传播率下降到5.7%，新生儿破伤风发病率保持在1‰以下。儿童免疫规划疫苗接种率均保持在99%以上，继续保持无脊髓灰质炎状态，儿童肺结核报告发病率保持在较低水平。2016年，遗传代谢性疾病（苯丙酮尿症和先天性甲状腺功能减低症）筛查率达到96%，贫困地区新生儿疾病筛查项目实施范围已覆盖全国21个省（区、市）的354个县（市、区）。实施免费孕前优生健康检查、贫困地区新生儿疾病筛查、地中海贫血防控试点等重大公共卫生服务项目。

老年人健康服务体系日趋完善。截至2015年底，全国建有康复医院453所、护理院168所、护理站65所，比2010年分别增加了69.0%、242.9%、16.1%；全国康复医院、护理院、护理站从业卫生人员分别为36441人、11180人、316人，比2010年分别增长了96.5%、286.7%、69.9%。2015年，国家为65岁及以上老年人体检达1.18亿人次，健康管理率达82%。老年人心理健康得到充分关注，国家和社会通过各种形式向老年人宣传心理健康知识、提供心理辅导，丰富老年人精神文化生活。

371

医养结合服务模式深入推进。2016年在全国遴选确定90个市（区）为国家级医养结合试点单位。全国医养结合机构共有5814家，床位总数达121.38万张。其中，养老机构设立医疗机构3623家，医疗机构设立养老机构1687家，医养同时设立504家，有2224家纳入了医保定点范围。积极开展养老院服务质量建设专项行动，质量控制体系更加健全，医养结合机构的服务质量显著提升。

残疾预防与残疾人康复服务持续加强。2016年和2017年，国家分别颁布《国家残疾预防行动计划（2016－2020年）》和《残疾预防和残疾人康复条例》，残疾预防与残疾人康复工作纳入法治化发展轨道。2012年至2016年，全国共有1526万残疾人得到基本康复服务。截至2016年底，全国共有残疾人康复机构7858个，在岗人员22.3万人，947个市辖区和2015个县（市）开展社区康复工作，配备45.4万名社区康复协调员。自2017年起，国家将每年8月25日定为"残疾预防日"。

残疾人康复体育的覆盖面逐步扩大。推进"十三五"残疾人体育基本公共服务。实施"由西向东""自北向南""先薄弱后发达"的地区引导政策，资助西部6省（区、市）康复体育进家庭项目8000户，撬动全国服务88884户，补贴新建社区健身示范点50个，撬动全国新建1842个。全国经常参加体育健身活动的残疾人比例提升至9.6%。

残疾孤儿得到特别关爱。自2015年以来，国家将城乡低保对象、特困供养对象中具有手术适应症的病残儿童，以及社会散居孤残儿童纳入"明天计划"资助范围，参照福利机构内孤残儿童的救治政策和做法，实施医疗康复，数以万计的"明天计划"术后康复儿童融入了社会。福利机构内凡具备手术适应症的新增患儿都能在最佳治疗时机得到手术救治。截至2016年底，国家已投入资金8.6亿元，为9万多名残疾孤儿实施了手术矫治和康复训练。

七、积极参与全球健康治理和国际医疗援助

中国是医疗卫生领域国际合作的倡导者、推动者和践行者，始终致力于实现国际人口与发展大会行动纲领，全面落实联合国2030年可持续发展议程特别是健康领域可持续发展目标，积极开展对外医疗援助和全球应急处置，认真履行健康领域国际公约，勇于承担国际人道主义责任。

参与医疗卫生国际规则体系建设。中国较早签署批准《世界卫生组织组织法》，加入《麻醉药品单一公约》《精神药物公约》，参与制定《阿拉木图宣言》等一系列国际条约、宣言，响应《儿童生存、保护和发展世界宣言》。2016年，在第69届世界卫生大会上，中国提出并推动通过"促进创新和获取安全有效可负担的优

质儿童药品"决议，得到各方积极回应。

与世界卫生组织开展深度合作。2016年，在北京签署发布《中国－世界卫生组织国家合作战略（2016－2020）》，确定卫生政策、规划、技术、人力资源等领域的合作。2017年，签署《关于"一带一路"卫生领域合作的谅解备忘录》《关于"一带一路"卫生领域合作的执行计划》，共同致力于与"一带一路"沿线国家在卫生应急、传染病防治、传统医学等领域的合作。

国际医疗卫生交流合作不断扩大。中国与其他国家开展健康领域的经验共享和战略对话，每年举办多个医疗卫生服务领域的国际研讨会。2015年12月，在中非合作论坛约翰内斯堡峰会上宣布中非公共卫生合作计划，包括参与非洲疾控中心建设等重要举措。2016年10月，与埃塞俄比亚等15个亚非国家建立对口医院合作关系。2017年4月，与马拉维等非洲国家签署医药卫生合作协议。从2005年开始，中国已培训数千名来自发展中国家的官员和技术服务人员，推动中国民间组织在津巴布韦、肯尼亚等国家及湄公河地区开展青少年生殖健康和艾滋病预防的教育培训项目。

对外医疗卫生援助成绩卓著。自1963年以来，中国先后向69个发展中国家派遣了援外医疗队，累计派出医疗队员2.5万人次，治疗患者2.8亿人次。2015年9月，中国在联合国系列峰会上宣布将在未来5年为发展中国家提供100所医院和诊所、实施100个"妇幼健康工程"等重大卫生援助举措。截至2017年6月，中国共有1300多名医疗队员和公共卫生专家在全球51个国家工作，在华培养了2万多名受援国际医疗卫生管理和技术人才，建设了综合医院、专科中心、药品仓库等150多个标志性设施，提供了急救车、诊疗仪器、疫苗冷链等多批医用物资，向非洲捐赠抗疟药品，挽救了4000万人的生命。自2008年起，中国为非洲国家设立了30个疟疾防治中心，提供价值1.9亿元的青蒿素类抗疟药品。

全球应急处置有效开展。中国达到《国际卫生条例》履约标准。积极引领国际应急救援行动，先后加入应对安哥拉、圭亚那的黄热病、寨卡病毒等疫情。2014年，西非暴发埃博拉出血热疫情，中国连续4轮向疫区国家和国际组织提供现汇和物资等援助，共计价值1.2亿美元。派遣1200多名医护人员和公共卫生专家赴疫区及周边国家，累计完成样本检测近9000份、留观诊疗病例900多例、培训1.3万名当地医疗护理和社区防控骨干。2015年，尼泊尔发生8.1级特大地震，中国先后协调安排4支共193人的中国政府医疗防疫队伍赴尼泊尔灾区开展救援，累计救治伤员2600多人次，培训卫生防疫技术骨干1000余人。

中医药的国际认同度持续提升。中医药已传播到全球183个国家和地区，成为中国与东盟、欧洲、非洲等地区和卫生组织合作的重要内容。"中医针灸"列入联合国教科文组织人类非物质文化遗产代表作名录，《黄帝内经》《本草纲目》入选世界记忆名录。据世界卫生组织统计，已有103个会员国认可使用针灸，其中29个设立了传统医学的法律法规，18个将针灸纳入医疗保险体系。

结束语

中国共产党和中国政府切实尊重和保障人民健康权利，把维护人民健康作为治国理政的基本要务，实施了一系列利当前、惠长远的重大举措，中国健康事业取得了举世瞩目的伟大成就，为人类可持续发展做出了重要贡献。

"人生天地间，长路有险夷"。中国清醒地认识到，保障人民健康是一个系统工程，需要长时间的持续努力。当前，由于工业化、城镇化、人口老龄化，由于疾病谱、生态环境、生活方式不断变化，中国仍面临多重疾病威胁并存、多种健康影响因素交织的复杂局面；同时，随着生活水平提高和健康观念增强，人民群众对健康产品、健康服务的需求持续增长，并呈现出多层次、多元化、个性化的特征。中国既面对着发达国家面临的健康问题，也面对着发展中国家面临的健康问题。

为了更好地保障人民群众的健康权，中国正在加紧推进健康中国建设，已制定实施《"健康中国2030"规划纲要》《全民健身计划（2016－2020年）》《"十三五"卫生与健康规划》《"十三五"深化医药卫生体制改革规划》等一系列规划纲要，并提出"三步走"的目标，即到2020年，建立覆盖城乡居民的中国特色基本医疗卫生制度，主要健康指标居于中高收入国家前列；到2030年，促进全民健康的制度体系更加完善，主要健康指标进入高收入国家行列；到2050年，建成与社会主义现代化国家相适应的健康国家。中国各级政府将继续以高度的责任感和紧迫感，努力全方位、全周期保障人民健康，奋力推动卫生与健康事业全面发展。

健康是人类的永恒追求，健康促进是国际社会的共同责任。联合国2030年可持续发展议程将健康确定为重要可持续发展目标，全球健康体系正处于发展的重要时期。中国将一如既往地积极参加健康相关领域的国际活动，深入参与全球健康治理，大力落实健康领域可持续发展目标。通过配合"一带一路"建设，增进同沿线国家卫生与健康领域的合作，加强与世界各国的互学互鉴。在"共同构建人类命运共同体"的伟大进程中，中国愿与世界人民携起手来，为建设一个更加美好的健康世界而不懈努力。